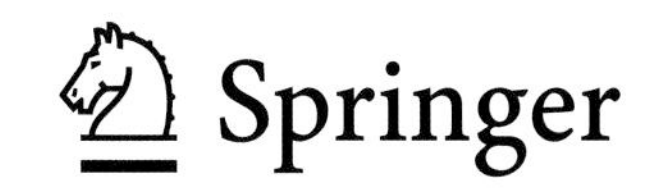

简明介入放射学 第二版

Demystifying Interventional Radiology

Second Edition

主编 ◎ [加] 斯里哈沙·阿斯雷亚（Sriharsha Athreya）

[加] 马哈茂德·阿尔巴哈尔（Mahmood Albahhar）

主 译 ◎ 方主亭

科学技术文献出版社
SCIENTIFIC AND TECHNICAL DOCUMENTATION PRESS

·北 京·

图书在版编目（CIP）数据

简明介入放射学：第二版 / (加) 斯里哈沙·阿斯雷亚 (Sriharsha Athreya), (加) 马哈茂德·阿尔巴哈尔 (Mahmood Albahhar) 主编；方主亭主译. -- 北京：科学技术文献出版社, 2024. 10. -- ISBN 978-7-5235-1894-6

Ⅰ. R81

中国国家版本馆 CIP 数据核字第 2024YK7144 号

著作权合同登记号　图字：01-2024-3347

First published in English under the title
Demystifying Interventional Radiology: A Guide for Medical Students (2nd Ed.)
edited by Sriharsha Athreya and Mahmood Albahhar

简明介入放射学（第二版）

策划编辑：张　蓉　责任编辑：张　蓉　王彦丽　责任校对：张永霞　责任出版：张志平

出 版 者　科学技术文献出版社
地　　址　北京市复兴路15号　邮编 100038
编 务 部　（010）58882938，58882087（传真）
发 行 部　（010）58882868，58882870（传真）
邮 购 部　（010）58882873
官方网址　www.stdp.com.cn
发 行 者　科学技术文献出版社发行　全国各地新华书店经销
印 刷 者　北京地大彩印有限公司
版　　次　2024 年 10 月第 1 版　2024 年 10 月第 1 次印刷
开　　本　889 × 1194　1/16
字　　数　236千
印　　张　8.25
书　　号　ISBN 978-7-5235-1894-6
定　　价　120.00元

主译简介

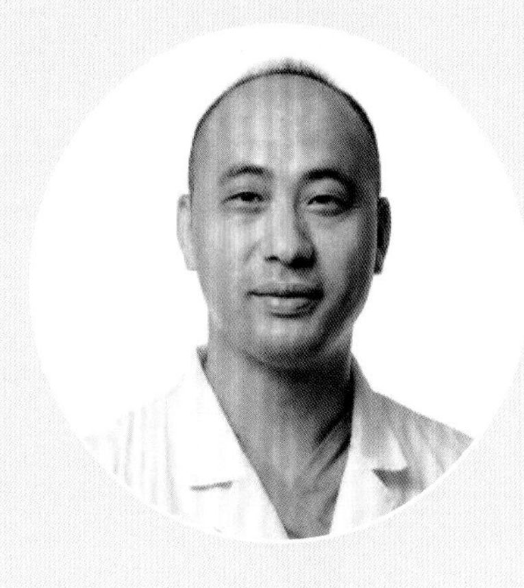

方主亭

医学博士，主任医师，博士研究生导师，福建省肿瘤医院副院长（原单位：福建省立医院血管与肿瘤介入科主任）。

【社会任职】

现任福建省医师协会介入放射科医师分会会长，福建省介入创新联盟理事长，福建省抗癌协会肿瘤介入专业委员会副主任委员，福建省医学会介入医学分会副主任委员，中国抗癌协会诊疗一体化专业委员会常务委员，中国抗癌协会肿瘤微创委员会委员，中国医师协会介入医师分会委员。担任《中华介入放射学电子杂志》编委。

【学术成果】

主持或参与“十四五”国家重点研发计划项目、国家自然科学基金面上项目、福建省科技创新联合资金重大项目、福建省自然科学基金项目、福建省卫生系统中青年骨干人才培养项目、福建省卫生厅青年科研基金项目等。获福建省医学科技奖三等奖1项、福建省抗癌协会医学科技奖三等奖1项。

译者名单

主　译

方主亭　福建省立医院

副主译

杨维竹　福建医科大学附属协和医院
张金龙　首都医科大学附属北京同仁医院

译　者（按姓氏笔画排序）

朱晓黎　苏州大学附属第一医院
朱海东　东南大学附属中大医院
庄少鹈　福建医科大学附属漳州市医院
刘　行　福建省立医院
刘德鑫　福建医科大学附属第二医院
苏时钦　南方医科大学南方医院
李羽南　南方医科大学南方医院
杨继金　海军军医大学第一附属医院
吴少杰　福建省立医院
张洲博　中国医科大学附属第一医院
张跃伟　清华大学附属北京清华长庚医院
陈玉堂　三明市第二医院
邵海波　中国医科大学附属第一医院
林征宇　福建医科大学附属第一医院
林海澜　福建省肿瘤医院
罗剑钧　复旦大学附属中山医院
周艳峰　福建省立医院
郑　晖　福建医科大学附属协和医院
赵剑波　南方医科大学南方医院
段　峰　中国人民解放军总医院
殷敏毅　上海交通大学医学院附属第九人民医院
唐　仪　福建省立医院
蔡森林　福建省立医院
谭文乐　中国人民解放军总医院
熊　斌　广州医科大学附属第一医院

主译前言

介入放射学是在影像设备（超声、CT、DSA、MRI等）的引导下，采用经皮穿刺和导管技术等微创方法实现疾病诊断和治疗的学科，其主要优势为微创、精准、高效。20世纪80年代，以刘玉清院士、林贵教授、刘子江教授为首的开拓者们披荆斩棘，开创了中国介入放射学事业的先河。此后，随着介入器材的改进、介入技术的进步及治疗理念的更新，在国内外众多介入放射学专家的努力下，介入治疗迅速发展，目前在全身多系统（神经系统、呼吸系统、循环系统、消化系统、泌尿生殖系统、淋巴系统等）疾病的诊治中均发挥了重要作用。

本译著原主编为加拿大麦克马斯特大学著名介入放射学专家Sriharsha Athreya和Mahmood Albahhar教授。本译著由20余位国内著名介入放射学专家翻译而成，主要包括三部分：第一部分主要介绍了介入放射学发展历程、X射线工作原理、X射线防护、影像引导设备及常用药物等；第二部分主要介绍了穿刺活检和引流术、血管通路、栓塞材料及肿瘤消融等介入操作技术；第三部分详细介绍了介入治疗在不同系统疾病中的适应证、操作流程、术后处理及并发症等。

本译著内容全面，图文并茂，通俗易懂，尤其适合介入放射学医学生及从事介入放射学的初级医师学习参考。

在此，感谢各位专家在百忙之中牺牲自己的休息时间为本译著做出的贡献。翻译、编辑过程存在的不足和错误之处，希望各位专家和同人批评、指正。

福建省肿瘤医院

目 录

第一部分 概 述 …… 1

第 1 章 介入放射学：历史沿革 …… 3

第 2 章 基础 X 射线物理学 …… 7

第 3 章 介入放射学中的辐射安全原理 …… 9

第 4 章 介入放射学常用设备 …… 13

第 5 章 介入放射学用药 …… 17

第 6 章 介入放射学门诊 …… 25

第二部分 介入技术 …… 29

第 7 章 活检和引流 …… 31

第 8 章 动脉和静脉插管 …… 37

第 9 章 栓塞材料及原则 …… 41

第 10 章 影像引导下的肿瘤消融治疗 …… 45

第三部分 常用介入放射学操作 …… 55

第 11 章 介入放射学在胸部疾病中的应用 …… 57

第 12 章 介入放射学在胃肠系统疾病中的应用 …… 65

第 13 章 介入放射学在肝胆胰疾病中的应用 …… 69

第 14 章 介入放射学在泌尿生殖系统疾病中的应用 …… 75

第 15 章 血液透析通路 …… 81

第 16 章 介入放射学在妇科疾病中的应用 …… 89

第 17 章 介入放射学在肌肉骨骼系统疾病中的应用 …… 99

第 18 章 介入肿瘤学 …… 103

第 19 章 介入放射学在外周血管疾病中的治疗 …… 107

第 20 章 介入放射学在淋巴系统疾病中的应用 …… 115

第 21 章 介入放射学的结构化报告 …… 119

第 22 章 介入放射学的前沿科技 …… 121

第一部分

概　述

第1章

介入放射学：历史沿革

Jason Martin 和 Ashis Bagchee-Clark　编

杨继金　译

一、 发端

对有些人来说，介入放射学发源于瑞典卡罗林斯卡学院，该学院的 Sven Ivar Seldinger 医师在 1953 年发明了一种穿刺方法，即用中空的穿刺针穿刺血管建立通道导入导丝，然后沿导丝将导管之类的器械送入血管[1]。这种以“Seldinger”命名的穿刺技术使早期的血管造影技术大大拓展了适用领域，时至今日依然是介入放射学的一种通用技术。

10 年以后的 1963 年，美国血管放射学家 Charles Dotter 医师在给一位肾动脉狭窄的患者做腹主动脉造影时，发现仅仅将导管穿过阻塞段就疏通了右肾动脉[2]，同年 6 月，他在捷克斯洛伐克放射学大会上公开报告了这种导管的潜在治疗价值[2]。7 个月后，Dotter 为一位名叫 Laura Shaw 的女性患者做了史上首例专门的经皮腔内血管成形术[2]，对于多数人而言，这一病例意味着介入放射学的诞生，而 Dotter 也被许多人称为“介入放射学之父”。

在捷克斯洛伐克放射学大会参会期间，Dotter 探讨了经导管活检、可控插管技术、插管栓塞及经导管动脉内膜剥离术等相关基础知识[3]。他强烈建议对诊治模式进行改变，将诊断性导管技术转变为提供新的治疗方法的手段，这一颠覆性转变让许多人感到震撼，因为那时的血管造影专家只为临床同事提供诊断参考，而不自己采用经皮技术治疗患者。

Dotter 成为引领者：Dotter 和 Melvin Judkins（当时跟 Dotter 学习）在 1964 年 11 月期 *Circulation* 上发表了一篇论文[4]，总结了他们 5 个月来关于血管成形术的经验，详细描述了 9 例患者 11 个肢体的治疗情况，其中短程股浅动脉闭塞及长段股浅动脉闭塞各有 4 例。尽管不是所有的操作都获得了成功，但是 7 例原本要截肢的患者有 4 例避免了截肢。随着经验的不断积累，Dotter 在 1966 年报道了 74 例患者的 82 个病灶的治疗结果，其中有 6 例是髂动脉狭窄。这些经验促使他不断优化技术，改进导管设计，将扩张导管做得更细。2 年后，他又报道了对 127 例患者的 153 个病灶做了 217 次扩张[5]，取得了令人满意的效果。

“介入放射学”一词由胃肠道放射学专家 Alexander Margulis 在 1967 年 *American Journal of Roentgenology* 的一则述评上率先提出，当时全球的放射学家都在研究经皮途径治疗非血管性疾病，包括在做关节造影时扩张关节囊治疗冰冻关节、脓肿引流、透视下胎儿宫内治疗、肝肺活检及经颈静脉胆管造影。Margulis 意识到一个新的专业正在兴起，在述评中对介入放射学做了定义并提出了相关的操作要求。对于介入放射学培训，最重要的是专业训练、技能操作、临床教育，医师要有能力对患者的术前、术中及术后进行全程管理。

Dotter 并不认可“介入”这一说法，因为他认为这样将会使普通民众和医师对介入放射学能做什么产生混淆。然而，该术语创建了一个新的领域，并在语义和概念上与普通放射诊断学及其亚专业区分开来。

二、 20 世纪 60 至 80 年代

20 世纪 60 至 80 年代中期是介入放射学蓬勃发展的大好时机，因为 Dotter 做的工作挑战了血管造影专家只单纯做诊断这一认知，并且激励他们向介入放射学家转变。在比较早的时候，不需要实验测试及患者安全性的证实，新的技术就可以用于临床实践。临床大量的急诊迫使放射学专家去改进、发明新的术式、技术以应对各种病理情况。动脉栓塞治疗上消化道出血就是在这种情况下产生的，是一个巨大的进步。一个器官、系统上的治疗技术、经验应用到其他系统就给介入治疗增添了新的适应证。随着新的技术不断涌现，临床应用前的动物实验也越来越详尽，促进了伦理学的变革、对患者的关爱及循证医学的发展。

三、 经皮腔内血管成形术

首次手术获得成功后，Dotter 开始去全科医师及内科医师处招募患者，因为外科医师对非手术方法治疗动脉硬化没有兴趣，并且强烈反对经皮腔内血管成形术（percutaneous transluminal angioplasty，PTA）。通过媒体宣传，他可以吸引到对血管成形术感兴趣的患者，住院后由放射科的医务人员制订计划准备行 PTA。*Life* 上有一篇文章称 Dotter 为“疯狂的查理”，这引起了一位 VIP 患者的注意，她是纽约市一个国际公司巨头老板的太太。Dotter 带着他的团队飞赴纽约为她做了股浅动脉狭窄的 PTA 并获得了成功，患者及其家族给俄勒冈州健康与科学大学放射学

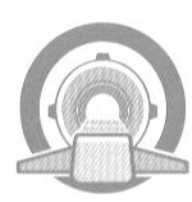

系捐赠了50万美元，使Dotter可以购买血管造影设备，从而更好地开展 PTA。

虽然 Dotter 在前 4 年发表了大量有关 PTA 的文章，但美国绝大多数的 PTA 都是在波特兰做的，其他机构的血管造影专家并未接受他的介入理念，仍专注于诊断。当时欧洲的同仁则较为积极，想要拓展适用范围。在柏林，Dotter 的一位朋友 Werner Porstmann 于 20 世纪 60 年代开始做 PTA，而来自荷兰的 Van Andel 则改进了扩张导管，当然，最高的荣耀应属于德国的 Eberhart Zeitler，因为他的工作使得欧洲的血管造影专家接受了 PTA 并用经皮介入技术治疗患者[6-7]。德国放射学家 Andreas Gruentzig 在听了 Zeitler 有关 Dotter 方法的讲课后，开始对介入放射学产生了兴趣[8]，并于 1974 年发明了聚氯乙烯球囊导管，使 PTA 发生了革命性的改变[9]。在认识到这些球囊导管潜在的应用价值后，医疗器械商们对其进行了持续地改进，球囊血管成形术也越来越流行。1976 年，Gruentzig 用球囊扩张技术成功完成了第一例冠状动脉成形术[10]。

欧洲 PTA 的成功引起了北美血管造影专家们的兴趣，激发了他们的创造力。他们去欧洲参观 Gruentzig 做手术，有些人留下来做访问学者，随后将这些改进过的血管成形技术带回了美国，而在 15 年前，美国是这一方法的发源地。随着 PTA 的快速应用，这一方法成为美国应用最广泛的介入放射操作。

四、现阶段

在 Seldinger 及 Dotter 推动介入放射学成为一个新兴医学专业后的几十年内，介入放射学几乎在每个大的现代化医院内都成了一个重要的部门。从这一点上来看，美国 10% 的放射学家可以称为介入放射学家[11]。随着专业的拓展，随之而来的是适合介入治疗病症的增加。例如，作为放射学的一个亚专业，介入放射学现在到了这样一个节点，即已经有所属的亚专业（如介入肿瘤学）。表 1–1 概述了多年来介入放射领域的众多进展[12-14]。通过这一指引，你将探究到介入放射学发展史上的美丽风景。

表 1–1　介入放射学家开创的里程碑

时间	介入手术
1964 年	血管成形术
1966 年	栓塞疗法治疗肿瘤和脊髓血管畸形
1967 年	Judkins 冠状动脉造影技术
1967 年	动脉导管未闭封堵术
1967 年	选择性血管收缩药物输注治疗出血
1969 年	导管输送支架技术和雏形支架
1960—1974 年	介入用器材，如肝素化导丝和造影剂注射器
20 世纪 70 年代	经皮胆总管取石术
20 世纪 70 年代	栓塞弹簧圈
1972 年	选择性动脉栓塞治疗胃肠道出血
1973 年	盆腔创伤栓塞术
1974 年	选择性动脉溶栓治疗动脉闭塞
1974 年	经肝栓塞治疗静脉曲张破裂出血
1977—1978 年	肺动静脉畸形及精索静脉曲张的栓塞治疗
1977—1983 年	化疗栓塞治疗肝细胞癌及弥散性肝转移癌
1980 年	肝肿瘤冷冻消融术
20 世纪 80 年代	胆管支架引流
1981 年	栓塞治疗脾外伤
1982 年	经颈静脉肝内门体静脉分流术
1982 年	泌尿外科介入用扩张器及经皮肾结石去除术
1983 年	球囊扩张支架
1985 年	自膨胀式支架
20 世纪 90 年代	骨及肾肿瘤栓塞术，子宫动脉栓塞术
20 世纪 90 年代	软组织肿瘤射频消融术
1991 年	腹主动脉支架
1994 年	球囊扩张式冠状动脉支架
1995 年	子宫动脉栓塞术
1997 年	经肝动脉递送杀肿瘤病毒和基因治疗载体
1999 年	经皮胰岛细胞肝移植治疗糖尿病
1999 年	静脉内激光消融治疗静脉曲张
2000 年	微波消融治疗肾肿瘤
2000 年	前列腺动脉栓塞治疗良性前列腺增生

参考文献

扫码查看

第2章

基础 X 射线物理学

Anna Hwang，Prasaanthan Gopee-Ramanan 和 Sandra Reis　编

林海澜　译

一、 X 射线的产生

介入放射学程序使经过高度专业培训的介入放射科医师能够利用荧光透视系统的成像功能，对各种疾病和病况进行诊断和治疗。荧光透视装置的 X 射线产生方式与常规 X 射线非常相似。在 X 射线管内部，通过将从阴极（带负电荷的金属）产生的高速电子与阳极（如钨铼合金和钼等带正电荷的金属）的原子碰撞，释放出 X 射线光子形式的能量。X 射线与其他类型辐射不同的一个关键特性：由于 X 射线不是粒子且没有电荷，它们具有更大的穿透力，因此，对于人体成像非常有效[1-2]。在一段时间内供给阴极的电压和向阳极发射的电子数量分别被称为峰值电压（kVp）和毫安秒（mAs）。

二、 X 射线与生物组织的相互作用

X 射线束与物质相互作用时，由于吸收或散射，其强度会降低。当 X 射线光子穿过组织时，它们会遇到原子的电子。在与电子相互作用时，光子的能量可以被电子吸收（光电吸收），或者光子可以在不同的方向上散射（康普顿散射）[1-2]。

光电吸收是产生影像的关键。不同的物质对射线的吸收具有不同的倾向，从而产生图像对比度。一般而言，物质的厚度、密度和原子序数越大，对射线的吸收就越强。例如，由于骨骼比软组织更致密且具有较高的原子序数，骨骼对 X 射线的吸收较多，在 X 射线图像上显示为较亮的区域。空气对 X 射线的吸收很少，因此在图像中呈现较暗的颜色。

另外，康普顿散射会降低图像质量，但它是 X 射线成像不可避免的副产物。

然而，光电吸收和康普顿散射都会在组织中产生有害的离子。如果一个电子从光子吸收足够的能量，它可以从原子中被抛出。被抛出的电子可以直接损伤 DNA，或者与其他分子（如水）反应产生自由基。自由基具有高度反应性，并对 DNA 和其他细胞成分造成损害[3-4]。电离辐射的生物效应可以分为躯体效应和遗传效应。

（一）躯体效应

躯体效应表现在受辐射个体身上。随机效应（如癌症）遵循线性非阈值模型，该模型没有发生损伤的阈值剂量，但剂量越高，患病的概率越大。确定性效应（如白内障）取决于个人累计接受的辐射剂量[4]，举例如下。

· 癌症——白血病、甲状腺癌、乳腺癌、肺癌、胃肠癌、皮肤癌。

· 皮肤效应——红斑、脱屑、脱发。

· 胃肠道上皮——脱落，对消化和营养吸收产生负面影响。

· 骨髓——贫血、免疫抑制。

· 肺组织——放射性肺炎、肺纤维化、间皮瘤。

（二）遗传效应

遗传效应和致畸效应不会在受辐射的个体中产生可观察的效应，而是在其后代中产生。遗传效应是由于生殖细胞中的点突变、单链断裂或双链断裂而从父母传递给子女，影响后代未来发育[4]。当发育中的胎儿暴露于辐射时，会产生致畸效应，表现如下。

· 儿童癌症。

· 小头畸形。

· 眼形态不良。

· 生长缓慢。

· 智力迟钝。

参考文献

扫码查看

第3章

介入放射学中的辐射安全原理

Anna Hwang，Prasaanthan Gopee-Ramanan 和 Sandra Reis　编
朱海东　译

一、介入放射学中的 X 射线设备

透视系统中，以介入放射学中应用的 C 形臂为代表，X 射线管发射的 X 射线光子穿过手术台和患者身体，然后被平板探测器接收。平板探测器通过模－数转换器将检测到的 X 射线信号转换为二进制电信号，然后由商业软件或特定供应商指定的软件使原始数据在计算机显示器上显示图像（图 3–1）[1-2]。

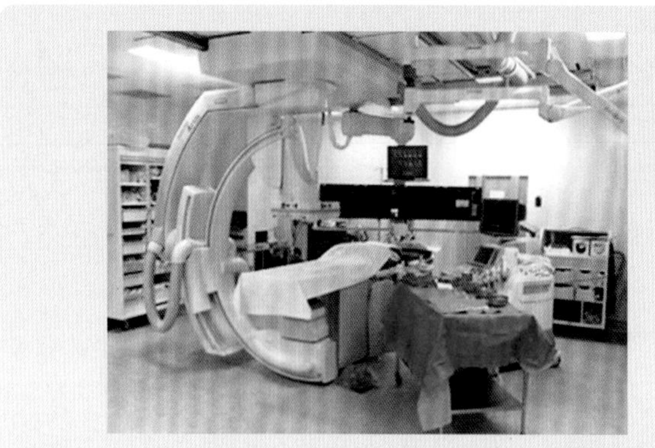

图 3–1　包括透视 C 形臂、超声设备和无菌托盘装置的现代介入放射单元

二、介入放射学中的辐射安全

要了解辐射安全原理，必须更详细地了解辐射剂量或辐射暴露的概念。由于 X 射线是电离辐射，过度暴露可能会对身体组织造成损害。因此，放射科医师、技术人员、物理学家、工程师和监管机构的主要目标之一是将所有人员及患者的辐射暴露或辐射剂量保持在合理可行的低水平，也就是所谓的 ALARA 原则[3]。

在过去几年中，人们非常重视电离辐射，以及患者因接受大剂量放射诊断检查、手术和疾病治疗过程中所接受的累积剂量。所有现代 X 射线设备都可记录并生成以 mGy 为单位的详细剂量报告。该工具已被证实对于高危患者的监测和部门内质量保证计划的建立具有重要的价值。一些患者也会自行记录个人 X 射线暴露 / 剂量。无论从专业要求角度，还是个人安全防护角度，都须在保证诊断质量的前提下，尽量减少患者的辐射暴露。

减少患者的辐射剂量将会使放射工作人员接受的散射剂量成比例减少。最小化患者和职业辐射剂量涉及三个基本变量，即时间、距离和屏蔽。

（一）时间

为减少 X 线照射时间，可采取以下措施[1, 3]。

・尽可能使用脉冲模式，减少每秒内发出的 X 射线脉冲数。

・仅在观察运动中的物体或结构时进行透视。使用末帧影像冻结（last-image hold，LIH）来进行学习、咨询和教育等活动，无须延长辐射暴露时间。

・根据患者的年龄、性别、后续检查和进一步暴露的可能性来限制暴露时间。

・对于数字减影血管造影（digital subtraction angiography，DSA）检查，根据成像部位调整帧率。与流速较慢的四肢相比，主动脉等流速较快的部位须采用更高帧率。

・使用 X 射线延迟可显著减少辐射暴露。在预设时间间歇后再行 X 射线曝光，减少非诊断性图像的获取。作为一个团队，技师、放射科医师和相关人员应定期审查透视时间和透视剂量，绘制趋势图并评估部门在放射防护方面的表现。

・尽可能使用支持性成像模式或选项，如超声、LIH 或 DSA 中的定制帧率，避免连续透视图像采集。

・使用术前影像确定相关解剖结构和病理学信息，用于制订术前计划。这些影像可导入并在手术室设备中显示，为手术进行提供快速有效的参考。

（二）距离

X 射线束强度的降低与辐射源距离的平方成反比。如距离加倍，则该位置的曝光减少为 1/4。如距离增加至 3 倍，则该位置曝光减少为 1/9[1, 3]。

・所有非必要人员应距离 C 形臂 X 射线准直器至少 3 m。

・为了患者的安全，成像时平板探测仪尽可能靠近，而 X 射线源尽可能远离。

・操作者的手应置于辐射野外，尽可能使用延长管和高压注射以减少甚至消除辐射暴露。

・高压注射时，操作人员应离开检查间，透过含铅玻璃窗观察患者。

（三）屏蔽

屏蔽可被视为阻挡检查室内非必要或散射辐射的最后屏障[1, 3]。

・透视期间，必须佩戴全身铅衣 / 围裙和铅围脖。

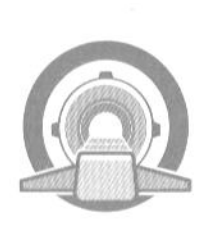

高密度和高原子序数的铅是极好的 X 射线衰减剂。铅当量为 0.5 mmPb 的全身铅衣 / 围裙，既轻便，又能较好地发挥保护作用。此外，锡和钨等金属具有出色的致 X 射线衰减能力，也可用于辐射防护。由聚氯乙烯制作的新一代全身铅衣 / 围裙，具有更优的灵活性和耐用性。

· 悬挂式防护屏和床下铅帘可进一步减少辐射暴露，特别是对头颈部和下肢。

· 如操作者的手必须暴露于辐射野中，则必须戴铅手套。

· 如没有防护屏，则建议佩戴铅眼镜。

· 尽可能避免照射或屏蔽保护患者的性腺（卵巢或睾丸）以防止生殖系统突变。

（四）其他建议

除了时间、距离和屏蔽三要素外，还可以通过其他渠道减少辐射剂量[1, 3]。

1. 技术注意事项

· 在所有图像上应观察到 X 射线束边缘，确保仅照射目标区域。

· X 射线必须很好地准直，减少无益于成像的辐射。

· 在患者和图像检测器之间放置格栅，过滤散射光子。

· 在不影响图像质量的前提下提高 X 射线管电压，减少组织中 X 射线吸收剂量和散射剂量。

· 监测并尽可能增加 X 射线管滤过，消除低能量 X 射线光子，减少辐射剂量且不影响图像质量。

· 尽可能减少使用放大模式，降低 X 射线管电流，减少可增加辐射剂量的 X 射线光子的产生。

· 长时间操作中适时调整球管位置，避免长时间照射单个区域，减少皮肤辐射损伤，降低皮肤红斑、瘙痒、脱皮和罹患皮肤癌的风险。

2. 其他辐射安全建议

· 须特别警惕的是减少眼和甲状腺的 X 射线暴露。因为这两者都对放射线敏感，容易产生确定性躯体效应（如白内障、癌症）。

· 除非获益大于风险，否则不应对仍在发育中的儿童和青少年进行 X 射线检查。

· 所有设备都应定期检查，确保最佳安全性。

· 实施质量控制和剂量跟踪，定期审查数据，最大限度实施 ALARA 原则。

（五）一般暴露估算[4]

· 1 mSv 是暴露于 1 mGy 产生的辐射剂量。

· 一般公众暴露剂量为 1 mSv/ 年，不包括来自天然放射源的医学检查。

· 放射工作者（技术人员、放射科医师和辅助人员）暴露剂量为 5 mSv/ 年。

所有受辐射人员必须佩戴剂量仪。这些设备可跟踪职业暴露剂量并确保工作环境安全。可在体外佩戴监测仪来监测头颈部剂量，或在围裙内佩戴检测仪来监测穿透防护围裙的剂量。

· 单次暴露于 500 mGy 的剂量可诱发辐射病。

· 累计暴露剂量达 500 mSv 可诱发白内障。

· 人类致死剂量（50% 概率在 30 天内死亡）为单次暴露剂量达 5000 mGy。

· 通常介入手术辐射剂量范围为 1 ～ 250 mGy。

参考文献

扫码查看

第4章

介入放射学常用设备

Anna Hwang 和 Jason Martin　编

刘德鑫　译

一、 成像模式

（一）X 射线透视

X 射线透视是一种利用 X 射线显示人体解剖和血管内结构的实时图像成像技术。简单地说，X 射线透视装置由 X 射线源和荧光屏组成，检查时人体位于二者之间。较新的 X 射线透视装置利用影像增强器和摄像机可实现影像的存储和回放。X 射线透视通常用于导丝和导管操作。

其优点包括实时成像、使用方便及可以保存影像以供将来参考和分析。其缺点包括人体须接触辐射及内脏器官无法清晰显示。

X 射线透视适用于大部分血管和非血管的介入手术[1]。

（二）超声

超声利用声波对人体组织和器官进行成像（图 4–1）。它通常用于建立血管通路，引导活检和引流手术。

其优点包括实时引导和操作，对人体无辐射，成本更低。其缺点是成像质量取决于操作者的技术水平。

（三）计算机断层扫描

计算机断层扫描（computed tomography，CT）利用 X 射线显示被检测人体部位的断层图像（虚拟切片），使其可以不通过手术切开就能观察到人体内部结构的情况（图 4–2）。它常用于实质性脏器的活检和引流手术。

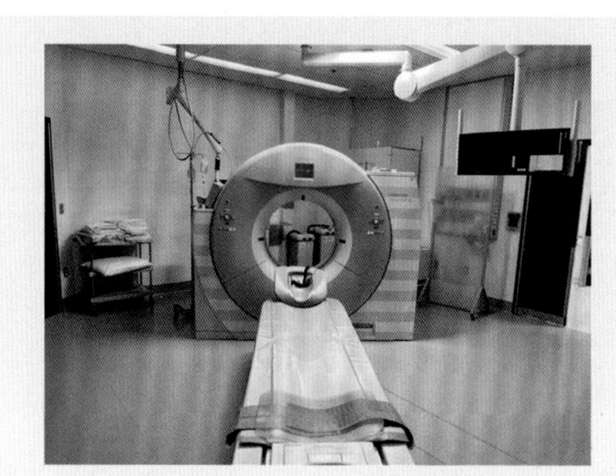

图 4–2 计算机断层扫描仪

对于超声观察欠佳的部位，它是一种有用的辅助检查手段。其缺点包括辐射剂量大、不能实时监测活检针或引流导管，并且患者须在扫描床上固定不动。

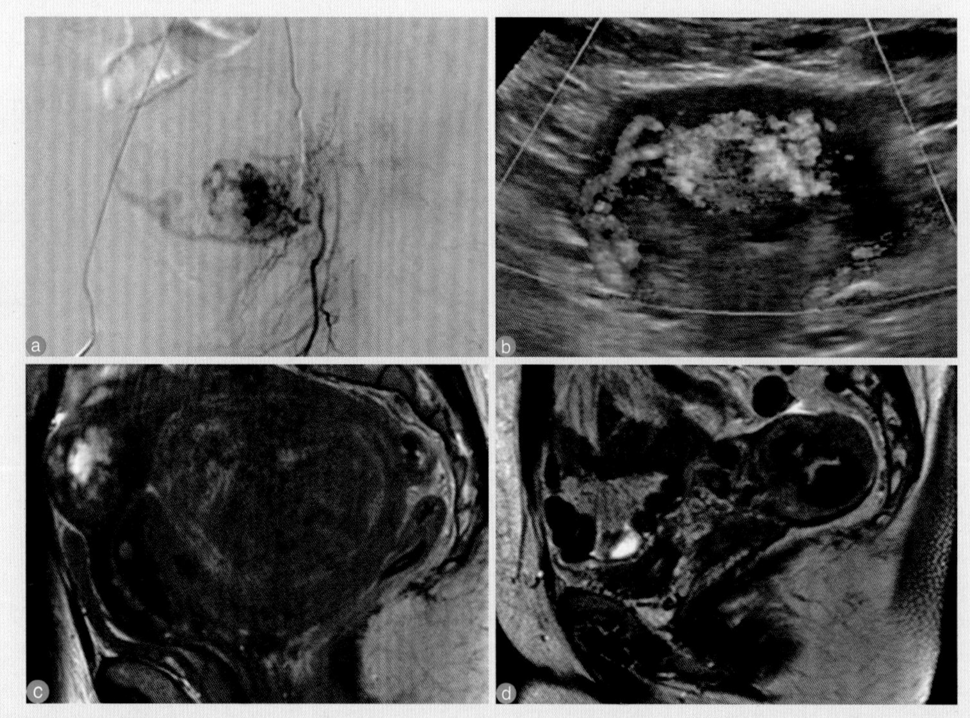

a. 供应子宫肌瘤的子宫动脉 DSA 图像；b. 子宫肌瘤的多普勒超声检查图像；c. 子宫肌瘤的 T_2 加权磁共振成像图；d. 子宫肌瘤的 T_1 加权磁共振成像图。

图 4–1 介入放射学中的常见成像模式

（四）磁共振成像

磁共振成像（magnetic resonance imaging，MRI）具有良好的软组织对比度和高分辨率。其优点包括无辐射和可避免使用具有肾毒性的碘造影剂。其缺点包括被检体不能存在铁磁性物质，在扫描和介入期间被检体须保持不动。

二、造影剂

造影剂用于增强血管和器官的显影。血管内造影剂一般分为离子型和非离子型。通常离子型造影剂具有较高的渗透压浓度和较多的不良反应；非离子型造影剂具有较低的渗透压浓度和较少的不良反应。

使用碘造影剂的主要并发症包括过敏反应和造影剂肾病。过敏反应包括荨麻疹、瘙痒、支气管痉挛和喉水肿。轻度过敏反应可用苯海拉明处理，而中至重度过敏反应须肌内注射肾上腺素。由于过敏反应可导致血压迅速下降，所以必须密切监测血压。

造影剂肾病是使用造影剂后 1 ~ 3 天血清肌酐绝对值升高 0.5 mg/dL 或与基线值相比升高 25% 以上。N- 乙酰半胱氨酸似乎不会降低造影剂肾病的发生率。对患者进行充分的预防性水化被认为是一种能降低住院患者造影剂肾病发生率的预防措施[1]。

三、导丝和导管

血管介入的基本器械是导丝 – 导管系统。导管起着支撑的作用，在介入放射学中能够在血管内保持位置。导丝被用于进一步超选，其以高灵活性实现拐弯或拐角。然而，它们并不是单独使用的。不同形状的导管可用于引导导丝，导丝可单独用于穿过病变部位，导管则用于维持病变部位以外的通道。

（一）导丝

导丝（血管系统中引导的实心钢丝）作为引导导管的器械，使操作者能够引导导管进入靶血管处。不同特性的导丝在长度、直径、硬度和涂层方面有所不同[1-2]。

1. 长度

- 必须足够长，可以覆盖患者体内外通路的距离。
- 必须考虑到病变以外的操作通路长度，以便在手术操作中能够穿过病变通路。
- 导丝的长度通常为 145 ~ 300 cm。

2. 直径

- 血管导管被设计成具有特定内径的导丝接口。
- 大多数手术采用 035 导丝（0.035 in，1 in= 25.4 mm）。
- 小血管成形术（如远端脚趾）需 0.014 ~ 0.018 in 的导丝。

3. 硬度和涂层

- 大多数导丝都有一个紧密缠绕的钢芯，有助于提高其硬度。
- 表面的一层柔性材料可以防止导丝在使用过程中发生断裂。
- 通常聚四氟乙烯或有机硅涂层可以减小摩擦系数，使导丝在血管内能顺滑推送。

4. 尖端形状

- 不同功能的导丝其尖端的形状往往不一样。
- 软性导丝能减少操作过程中血管损伤的可能性。
- 选择性穿刺导丝可用于通过扭曲血管，也可以弯曲或成一定角度来帮助操作者转向超选。

5. 导丝的常见类型

三种常见类型包括导引导丝、选择性导丝和交换导丝。

- 导引导丝用于导管的引入和某些操作。
- 选择性导丝用于超选进入血管分支或穿过主要病变部位。
- 交换导丝较硬，用于导丝通过病变部位时固定位置。

（二）导管

三种常见类型的导管如下（图 4–3）[1-2]。

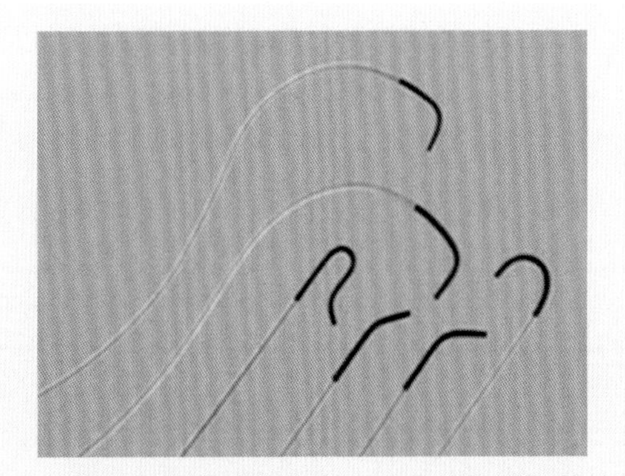

图 4–3 用于血管内诊断和介入的各种不同形状的导管

1. 血管扩张器

·最简单的导管，长 12 ~ 15 cm，尖端有一个孔。

·用于在插入导管或鞘管之前扩张血管，以确保导管进入血管通路或进行某些部位的动脉造影（通常是股动脉）。

2. 交换导管

·通常是直而长的。

·用于交换导丝或进行间断性动脉造影来监测介入治疗的过程。

·有多个侧孔以便造影剂的使用。导管头端呈圆形，利于造影剂弥散。

3. 选择性导管

·头端有多种形状。

·用于引导导丝进入特定部位。

·已塑形的导管用于特定的动脉（如颈动脉、子宫动脉等）。

四、穿刺针

在插入导丝、导管或其他器械之前，用穿刺针建立从皮肤到靶部位的通道[1]。

（一）类型

·一部件单壁穿刺针有一个锋利的斜面，用于简单的操作，如动脉穿刺。

·两部件套管针用于更深部位的穿刺，其特点是针芯藏于套管内。

·鞘针有一个塑料制成的外套管，拔出针芯后外套管仍能保持原位。通常多用于非血管手术。

（二）尺寸及注意事项

·型号越大，针的管径越小。

·较大的穿刺针更容易沿着规划的路径穿刺。

·较小的穿刺针用于复杂的穿刺，可最大限度地减少损伤。

·大部分血管介入手术都使用 19 G 穿刺针，适合 0.035 in 的导丝。

·非血管介入手术通常使用较大的穿刺针，如 16 G 穿刺针。

·大多数科室使用的最小穿刺针为 21 G，适合 0.018 in 的导丝。

五、活检针

活检针用于获取诊断的样本。活检针主要包括抽吸活检针和切割活检针两种[1]。

（一）抽吸活检针

·用于取样少量细胞进行分析。

·通常使用 21 G 的活检针，但可以选择使用 20 ~ 25 G 的活检针。

·在超声引导下将活检针推送至病灶，并用注射器进行抽吸。

·拔出活检针时保持轻微的负压。

·活检针的内容物使用充气注射器排出。

（二）切割活检针

·用于获取较大的组织标本进行组织学研究。

·通常使用 18 G 的活检针，但可以选择使用 14 ~ 20 G 的活检针。

·具有切割轴面的针芯。

·大多数介入放射科使用带有自动弹簧装置的切割活检针，按下按钮即可弹射外部切割轴。

·应尽可能使用短的活检针，以便最大限度减少创伤的同时仍能获得可靠的样本。

六、支架

支架支撑血管壁，保持血流通畅。支架由金属网格构成，在释放前处于被压缩状态，但释放后会扩张到一定的直径。支架可以是自膨胀式的，也可以是球囊扩张式的。自膨胀式支架压缩固定于鞘管内输送至病变部位，鞘管外撤释放支架，导致支架膨胀。大多数球囊扩张式支架已预装在球囊导管上[1]。

参考文献

扫码查看

第5章

介入放射学用药

Lazar Milovanovic 和 Ashis Bagchee-Clark　编

张跃伟　译

一、治疗前用药

（一）抗凝

抗凝是患者术前评估的重要因素。许多介入手术，尤其是需要血管通路的手术，如果患者的凝血状态处理不当可能会导致出血风险增加。如果停用抗凝治疗，就会使治疗中及治疗后出血风险增高与血栓栓塞事件的平衡更加困难[1]。

许多接受介入放射治疗的患者需要短期或长期服用抗凝及抗血小板药物[1]。调整凝血状态具有一定难度，因为目前尚缺乏处理异常凝血指标的有力证据[1]。介入放射科医师对于患者凝血状态的管理意见是基于手术数据的外推[1]。计划介入手术时，须考虑患者的特点、手术类型、手术紧急程度和术后管理等因素。表 5–1 总结了介入放射手术中常见的低出血风险和高出血风险操作[1]，患者的管理流程见表 5–2[1]。两组重要的抗凝药物介入治疗患者，分别是预防性抗凝以预防深静脉血栓形成的住院患者和抗凝治疗以降低卒中风险的心房颤动患者。有血栓栓塞史、肿瘤和瓣膜性心脏病病史的患者血栓栓塞风险更大[1]。

（二）预防性抗生素使用

介入放射学中不同的操作具有不同的感染风险[2-3]。

·清洁操作——规避可能含有细菌的部位（胃肠道、胆管、泌尿生殖系统、呼吸道感染或炎症组织）。

·清洁污染操作——如果操作中进入含有细菌而没有炎症的部位。

·污染操作——进入含有炎症的部位。

·严重污染操作——发生脓液和污染物的溢出。

对于非清洁性的介入操作，建议预防性使用抗生素。抗生素的选择取决于手术操作、器官、局部敏感性及费用（表 5–3）。预防性抗生素给药的时机及持续时间基于外科文献数据，并且建议在大多数手术操作开始后 1 小时内给予单次适量的抗生素[4]。

当患者需要使用器械并对阻塞的感染性包裹积液或器官（胆管、肾梗阻、肝脓肿）进行引流时，在引流结束之前，其术后菌血症的风险明显升高[3, 5]，抗

表 5–1　按出血风险进行的手术操作分类[1]

低出血风险操作	高出血风险操作
·更换导管（胃造口、胆管造口、肾造口、脓肿引流，还包括胃造口 / 胃空肠造口转换）	·消融：实体器官、骨、软组织、肺
·诊断性动脉造影和动脉介入：外周、鞘＜ 6 F、栓塞治疗	·动脉介入：鞘＞ 7 F、主动脉、盆腔动脉、肠系膜动脉、中枢神经系统动脉
·诊断性静脉造影和选择静脉介入：骨盆和四肢	·胆管介入（包括放置胆囊造瘘管）
·透析通路介入	·导管直接溶栓（深静脉血栓、肺动脉血栓、门静脉血栓）
·小关节注射和内侧支神经阻滞（胸椎和腰椎）	·深部脓肿引流（如肺实质、腹腔、盆腔、腹膜后）
·IVC 滤器的置入和取出	·深部非器官性活检（如脊柱，腹内、腹膜后、盆腔的软组织）
·腰椎穿刺	·胃造口及胃空肠吻合
·胸腔积液的非隧道胸管置入	·IVC 滤器复合物取出
·非隧道静脉置入和移除（包括置入 PICC）	·门静脉介入治疗
·穿刺术	·实体器官活检
·周围神经阻滞，关节和骨骼肌注射	·有脊柱或硬膜外血肿风险的脊柱手术（如后凸成形术、椎体成形术、硬膜外注射、部分精准阻断术颈椎小面阻滞）
·骶髂关节注射和骶外侧支阻滞	·经颈静脉肝内门体静脉分流术
·浅表脓肿引流或活检（可触及的病变；淋巴结；软组织；乳房；甲状腺；浅表骨，如四肢骨和骨髓穿刺）	·泌尿系统介入（包括肾造口置管术、输尿管扩张、取石）
·胸腔穿刺术 ·经颈静脉肝活检	·静脉介入：胸内及中枢神经系统介入
·肌痛点注射（包括梨状肌）	
·引流管置入	
·静脉导管置入 / 取出（包括输液港）	

注：IVC：下腔静脉；PICC：经外周静脉穿刺中心静脉置管。

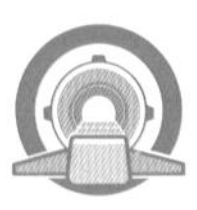

生素治疗须从术前即刻开始持续至引流结束[4]。如果手术持续时间＞ 2 小时，须考虑增加抗生素剂量[4]。

表 5–4 概述了介入操作患者细菌性心内膜炎潜在的危险因素及是否建议使用抗生素预防[3, 5]。

表 5–2　出血风险评估、实验室检查和管理共识

出血风险分级	操作前实验室检查	管理措施
低风险	· PT/INR：不常规推荐 · 血小板计数 / 血红蛋白：不常规推荐	· INR：校正至 2.0 ～ 3.0 · 血小板：如＜ 20×10^9/L 须输血小板 · 普通肝素和低分子肝素：无须维持 · 华法林：目标 INR ≤ 3.0；对血栓形成风险高的患者进行桥接治疗 · 阿哌沙班：无须停药 · 氯吡格雷 / 阿司匹林：无须停药
高风险	· PT/INR：常规推荐 · 血小板计数 / 血红蛋白：常规推荐	· INR：校正至 1.5 ～ 1.8 · 血小板：如＜ 50×10^9/L 须输血小板 · 普通肝素：操作前静脉滴注肝素 4 ～ 6 小时；检查 APTT 或抗 -Xa 水平；对于 BID 或 TID 剂量的 SC 肝素，须在末次剂量给药 6 小时后手术 · 低分子肝素：依诺肝素，如使用预防性剂量术前停用 1 次，如使用治疗剂量，则术前 24 小时停用或停用 2 次；达特帕林，术前停用 1 次 · 华法林：停用 5 天至目标 INR ≤ 1.8；对栓塞风险高的患者进行桥接治疗；STAT 或紧急情况使用逆转剂 · 阿哌沙班：停用 4 次（CrCl ≥ 50 mL/min）或 6 次（CrCl 30 ～ 50 mL/min）；STAT 或紧急情况下使用逆转剂；注意查抗 -Xa 因子活性或阿哌沙班水平，尤其是肾功能损伤的患者 · 氯吡格雷 / 阿司匹林：术前 3 ～ 5 天停药

注：改编自参考文献 [1]。PT：凝血酶原时间；INR：国际标准化比值；BID：一日 2 次；TID：一日 3 次；APTT：活化部分凝血活酶时间；CrCl：肌酐清除率。

表 5–3　介入放射操作中的推荐性抗生素预防

操作	类型	常见微生物	常规预防
血管介入：血管造影、血管成形术、动脉粥样硬化切除术、溶栓、支架置入、动脉闭合装置置入	清洁	皮肤菌群	不推荐
支架置入（主动脉、外周）	清洁	皮肤菌群	头孢唑林（静脉注射）；青霉素过敏者，万古霉素或克林霉素交替使用
浅静脉功能不全的治疗（下肢）	清洁	皮肤菌群	不推荐
下腔静脉滤器置入	清洁	无	不推荐
化疗栓塞和栓塞	清洁或清洁污染	金黄色葡萄球菌、链球菌种、棒状杆菌种	首选抗生素尚无共识；肝化疗栓塞，氨苄西林 / 舒巴坦（静脉注射）、头孢唑林和甲硝唑、氨苄西林（静脉注射）和庆大霉素；栓塞或化疗栓塞，头孢曲松（静脉注射）
子宫动脉栓塞术	清洁或清洁污染	皮肤菌群、链球菌种、大肠埃希菌	首选抗生素尚无共识；头孢唑林（静脉注射）、克林霉素（静脉注射）+ 庆大霉素；氨苄西林（静脉注射）；氨苄西林 / 舒巴坦（静脉注射）；若青霉素过敏选用万古霉素
经颈静脉肝内门体静脉分流术	清洁或清洁污染	皮肤菌群、棒状杆菌种、胆管病原体、肠道革兰阴性杆菌、厌氧菌、肠球菌种	首选抗生素尚无共识；头孢曲松钠（静脉注射）；氨苄西林 / 舒巴坦（静脉注射）；若青霉素过敏可选用万古霉素或克林霉素或氨基糖苷类

续表

操作	类型	常见微生物	常规预防
经皮胃造口术及胃空肠吻合术	清洁污染	皮肤菌群、棒状杆菌属	推荐采用推注技术，尚无共识；头孢唑林静脉注射首选推注技术
皮下静脉通道，免疫力强的患者	清洁	无	无
皮下静脉通道，免疫力弱的患者	清洁	葡萄球菌	头孢唑林
经肝胆管造影及经皮胆管引流；无胆管感染征象，无手术和内固定史	清洁或清洁污染	克雷伯菌、肠杆菌、大肠埃希菌	头孢曲松钠
经肝胆管造影及经皮胆管引流；有胆肠吻合或内固定史	清洁或清洁污染	克雷伯菌、肠杆菌、大肠埃希菌	哌拉西林–他唑巴坦或替卡西林-克拉维酸或氨苄西林/舒巴坦
更换胆管引流管	清洁污染	克雷伯菌、肠杆菌、大肠埃希菌	头孢曲松或哌拉西林-他唑巴坦或替卡西林-克拉维酸或氨苄西林/舒巴坦
肝肿瘤射频消融	清洁污染	克雷伯菌、肠杆菌、大肠埃希菌	头孢曲松或哌拉西林-他唑巴坦或替卡西林-克拉维酸或氨苄西林/舒巴坦
顺行肾盂造影和经皮肾造口	清洁或清洁污染	无	头孢唑林
肾造瘘管更换	清洁污染	大肠埃希菌、奇异变形杆菌、肠球菌、假单胞菌	无
未感染的腹腔积液、淋巴囊肿行经腹腔抽液术或单纯性肝/肾囊肿。	清洁	无	无

注：改编自参考文献[3-4]。皮肤菌群：金黄色葡萄球菌和表皮葡萄球菌。

表 5–4　细菌性心内膜炎的危险因素——抗生素预防的适应证

病情	伴随情况	抗生素预防
人工心脏瓣膜	生物假体或同种移植物	需要
既往细菌性心内膜炎	伴或不伴心脏疾病	需要
先天性心脏畸形	非孤立性房间隔缺损	需要
手术建立的体循环和肺循环之间的分流或管道		需要
获得性瓣膜功能障碍，包括风湿病	瓣膜手术前和后	需要
肥厚型心肌病		需要
二尖瓣脱垂	瓣膜反流和（或）瓣叶增厚	需要
ASD、VSD 或 PDA 的外科修复	超过 6 个月无残留	不需要
既往冠状动脉旁路移植术		不需要
二尖瓣脱垂	无瓣膜反流	不需要
心脏杂音	生理性、功能性或不明	不需要
既往川崎病	无瓣膜功能障碍	不需要
风湿热病史	无瓣膜功能障碍	不需要
心脏起搏器和植入式除颤器		不需要

注：改编自参考文献[3，5]。ASD：房间隔缺损；VSD：室间隔缺损；PDA：动脉导管未闭。

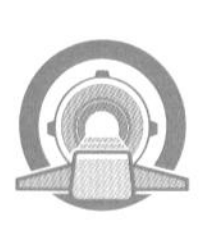

二、　X 射线造影剂

造影剂在整个诊断成像过程中，被用于诊断和介入操作中的影像引导，以增加组织之间的对比差异，帮助区分结构及识别血管系统。根据研究类型不同区分不同的造影剂：MRI 造影剂与用于 CT、X 线片和透视的 X 射线造影剂具有不同的性质。

根据组成可将 X 射线造影剂分为阳性造影剂和阴性造影剂。与周围组织相比，阳性造影剂导致 X 射线衰减增加，在透视下显示为深色，这些造影剂含有碘。阴性造影剂对 X 射线的衰减作用比周围组织小，在透视下显得更清晰，唯一可用的阴性造影剂是二氧化碳气体。碘化（含碘）的阳性造影剂可进一步分为离子型和非离子型，这取决于所使用的造影剂的特定分子结构（表 5-5）[6]。

表 5-5　碘造影剂概述

类型	代别	其他名称	通用名称
碘化离子型	第一代	高渗透压造影剂	・泛影葡胺 ・泛影酸钠 ・三聚氰胺和三聚氰胺钠混合物
碘化非离子型	第二代	低渗透压造影剂	・碘海醇、碘帕醇、碘普罗胺、碘佛醇
碘化非离子型等渗离子	第三代		・碘克沙醇

三、　碘化造影剂的并发症和不良反应

存在多种危险因素使患者易发生造影剂反应，包括以下几种。

・婴儿和＞ 60 岁者。

・女性。

・潜在的哮喘、心脏疾病、脱水、肾疾病或糖尿病。

・血液病，包括骨髓瘤、镰状细胞病或红细胞增多症。

・使用非甾体类抗炎药、白细胞介素 -2（interleukin-2，IL-2）化疗药物、β 受体阻滞剂或双胍类药物（二甲双胍、格列本脲、格列吡嗪）。

・造影剂相关因素包括大量碘（＞ 20 mg）、注射速度快、动脉内注射、造影剂反应史[7]。轻度并发症可能包括头痛、恶心和（或）呕吐、皮肤潮红、瘙痒、轻度皮疹或荨麻疹。

中度并发症可能包括心律失常、低血压或高血压、呼吸困难、喘息和严重的皮疹或荨麻疹。

严重并发症可能包括心搏骤停、过敏反应、呼吸困难、抽搐、空气栓塞和严重低血压。

造影剂肾病为注射后 1 ~ 3 天血肌酐升高 0.5 mg/dL（44.2 μmol/L）或与基线相比升高 25% 以上[7]。

四、　围手术期及术中用药

（一）血管收缩药物

血管收缩药物[8]主要用于急性胃肠出血，主要使用血管升压药。血管升压药（抗利尿激素的外源性形式）促进小动脉、毛细血管和小静脉的血管平滑肌收缩[9]。血管升压药输注适用于存在栓塞禁忌的消化道出血病例，如弥漫性黏膜出血。抗利尿激素在动脉粥样硬化患者中的疗效由于斑块存在时小动脉收缩减少而降低。

抗利尿激素的常见不良反应包括头痛、出汗、恶心呕吐和腹部痉挛[9]。并发症可能包括缺血性和心血管效应，如肠梗死和周围血管缺血，以及高血压、心律失常和心肌梗死[9]。迟发型并发症可继发于抗利尿作用，如电解质紊乱、高血压和少尿[9]。

（二）血管舒张药物

血管舒张药物[8]用于预防和治疗动脉痉挛，也用于增加远端动脉血流以增加可视性。

硝酸甘油是一种短效的血管舒张剂，可以舒张血管平滑肌细胞。用药后即刻起效，总持续时间依剂量而变，通常为数分钟[9]。

维拉帕米是一种钙通道阻滞剂，可松弛平滑肌细胞，同时减慢房室结的电传导，减缓心率[9]。维拉帕米的作用时间比硝酸甘油长，但硝酸甘油是预防和治疗导管性血管痉挛的首选药物[9]。

在使用血管舒张药物期间，仔细监测患者血压十分重要。其并发症可能包括系统性低血压、头痛、心动过速、恶心和呕吐。血管舒张药物应用的禁忌证包括颅内压升高、缩窄性心包炎、心包压塞和既往过敏史。

（三）抗焦虑药

术前可以短期使用抗焦虑药，主要是为了减轻患

者的焦虑，地西泮等抗焦虑药在介入放射操作中还有遗忘、抗惊厥、肌肉松弛的额外作用[1]。

使用抗焦虑药时须注意该药通常与许多用于镇静的药物具有协同作用。因此，如果联合使用抗焦虑药，须特别注意调整镇静剂的剂量[1]。

（四）局部麻醉药

在介入操作之前，将局部麻醉药注射到组织中，以尽量减少患者局部治疗部位的不适和疼痛。

利多卡因是介入操作组套中最常用的局部麻醉药，可外用和局部注射[1]。局部注射时，以 0.5% ~ 5% 的浓度溶于不同溶剂中给药[1]。该药< 5 分钟即起效，持续时间约 1 小时。如果注射入血管或静脉给药，可能会引起心律失常，因此，局部注射时必须避开动静脉给药。对针头有不良反应的个体，术前 1 小时使用 2.5% 利多卡因和 2.5% 丙胺卡因乳剂可有效镇痛[10]。

（五）镇静剂

对于介入放射学操作，镇静和镇痛应该允许患者在无气道干预情况下，对语言和触觉刺激做出目的性反应，通常需要维持适当的自然通气和心血管功能。

达到该程度的镇静有多种选择，选择合适的药物取决于患者、手术类型和医师偏好。可达到中度镇静作用的药物主要是阿片类药物和苯二氮䓬类药物，见表 5–6[11]。

阿片类药物和苯二氮䓬类药物具有协同效应和不良反应，因此，二者联用时应使用较小剂量的阿片类药物来达到足够的镇静效果，在任何疼痛出现之前，首先使用阿片类药物以达到足够的镇痛效果[1]。芬太尼和咪达唑仑由于起效快、作用时间短、易调节剂量，临床应用得越来越多，而非既往常见的吗啡和地西泮[1]。

（六）抗肠道蠕动药物

丁溴东莨菪碱是一种解痉药，用于减弱肠道蠕动和缓解胃、肠、膀胱和尿道的平滑肌痉挛。该药可用于优化肠道的影像学显示，并通过减少肠道张力和痉挛来协助胃肠道手术的操作[12]。丁溴东莨菪碱可以通过静脉注射或口服给药。

胰高血糖素可以抑制胃肠道蠕动，从而优化胃肠道显像，并通过减少肠道张力和痉挛协助胃肠道操作的实施[9]。胰高血糖素必须通过静脉注射或肌内注射，因为口服时，该化合物可被胃肠道酶完全分解[8]。

（七）术后用药

1. 镇痛药

介入放射科医师常用的术后镇痛药包括酮咯酸、羟考酮、氢吗啡酮和对乙酰氨基酚[8-9, 13]。

· 酮咯酸——一种非甾体类抗炎药和可逆性环氧合酶抑制剂，静脉注射或口服给药，起效时间为 20 分钟，作用时间为 4 ~ 6 小时。

· 羟考酮——一种阿片类激动剂，起效时间为 30 分钟，作用时间为 3 ~ 4 小时。

· 对乙酰氨基酚——一种中枢性解热镇痛药，起效时间为 20 ~ 45 分钟，作用时间为 4 ~ 6 小时。可能具有肝毒性，不能用于肝功能不全的患者。

表 5–6　用于中度镇静的药物

药物	分类	剂量	起效时间	持续时间	孕期等级
咪达唑仑	苯二氮䓬类	< 1.0 mg，静脉注射	1 ~ 3 分钟	1 小时	D
地西泮	苯二氮䓬类	1.0 ~ 2.0 mg，静脉注射	2 ~ 3 分钟	6 小时	D
劳拉西泮	苯二氮䓬类	2.0 mg，口服	60 ~ 90 分钟	10 ~ 20 小时	D
吗啡	阿片类	2.0 mg，静脉注射	10 分钟	4 小时	C
芬太尼	阿片类	25 μg，静脉注射	2 ~ 3 分钟	30 ~ 60 分钟	C
氢吗啡酮	阿片类	1.0 mg，静脉注射；使用有效的最小剂量	10 分钟	4 ~ 5 小时	C
哌替啶		10 ~ 25 mg，静脉注射	5 ~ 15 分钟	2 ~ 4 小时	C
酮咯酸	非甾体类抗炎药	30 ~ 60 mg，肌内注射			C（妊娠早期和中期），D（妊娠晚期）
氟马西尼	苯二氮䓬拮抗剂	200 μg/min，静脉注射（最高 1 mg）	1 分钟	30 ~ 60 分钟	C
纳洛酮	阿片拮抗剂	每 30 ~ 60 秒 0.1 ~ 0.3 mg	快速	20 ~ 30 分钟	C

注：改编自参考文献 [11]。

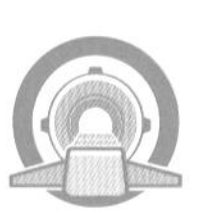

・氢吗啡酮——一种阿片类激动剂，用于治疗中至重度疼痛，起效时间为 15 分钟（肠外给药）和 30 分钟（口服），持续时间＞ 5 小时。

2. 抗菌治疗

影响患者术后是否需要抗菌治疗的因素有很多，包括手术类型、手术持续时间、手术并发症和患者特征（包括免疫状态）。术后抗菌治疗的决定通常由介入放射科医师和主治医师提供意见，并在特定情况下由传染病医师提供指导。

3. 止吐药

止吐药用于治疗恶心和呕吐，对于接受肿瘤治疗或姑息治疗的患者尤为重要[13]。作为栓塞后综合征的一部分，恶心和呕吐也经常发生。

・昂丹司琼——一种选择性 5-HT_3 受体拮抗剂，通常口服或静脉注射，用于成人术后预防呕吐。通常用于接受化疗或放疗的患者，但也作为介入术后患者的止吐药[9]。

・异丙嗪——一种吩噻嗪类药物，利用该化合物抗组胺（H_1）的阻断特性，给患者用药后具有止吐和抗晕动特性[9]。异丙嗪具有一定的镇静作用，可在患者镇静期间与镇痛药一起使用[9]。

・东莨菪碱——一种乙酰胆碱受体拮抗剂，由于作用于内耳和脑干之间的前庭通路，已被证明可用于治疗由晕车引起的恶心和呕吐[9]。

4. 抗凝治疗

只有一部分手术需要中断抗凝和抗血小板治疗，见表 5–2。在停止抗凝治疗的情况下，抗凝和抗血小板治疗通常在术后立即重启。血栓形成的高危患者，可以通过将其过渡到肝素等药物治疗，最大限度地减少停止抗凝治疗的时间[1]。表 5–7 总结了不同的抗凝和抗血小板治疗方法、监测程序、逆转药物和推荐的围手术期给药方案[2, 14]。

表 5–7　抗凝药的围手术期管理

药物	分类	实验室监测	逆转药	末次给药—操作间隔
华法林	维生素 K 拮抗剂	INR	含或不含 FFP 的维生素 K；3- 或 4- 因子 PCCs	INR 依赖性，通常 1 ~ 8 天
依诺肝素	肝素类	APTT	硫酸鱼精蛋白	静脉注射：2 ~ 6 小时；皮下注射：12 ~ 24 小时
低分子肝素	肝素类	非常规监测——在某些患者中需要监测抗 Xa 因子抗体水平	硫酸鱼精蛋白（只能部分逆转）	低或中等风险：1 剂；高风险：24 小时
磺达肝癸钠	肝素	无	无——高危患者大出血时可使用重组Ⅶ a 因子	36 ~ 48 小时
达比加群	直接凝血酶抑制剂	无——对于有明显残余效应者监测 APTT 或凝血酶时间	无——考虑Ⅷ因子抑制剂旁路活性或重组Ⅶ a，血液透析	CrCl：≥ 50 mL/min，1 ~ 2 天；CrCl：＜ 50 mL/min，3 ~ 5 天
利伐沙班	Xa 因子直接抑制剂	无——PT 或抗 Xa 因子抗体排除实质性残留效应	无——考虑 PCCs	肾功能正常：≥ 1 天；CrCl：60 ~ 90 mL/min，2 天；CrCl：30 ~ 59 mL/min，3 天；CrCl：15 ~ 29 mL/min，4 天
阿哌沙班	Xa 因子直接抑制剂	无——抗 Xa 因子抗体排除实质性残留效应	无——考虑活性炭血液灌流或 PCCs	CrCl：≥ 60 mL/min，1 ~ 2 天；CrCl：50 ~ 59 mL/min，3 天；CrCl：＜ 30 ~ 49 mL/min，5 天
拉贝洛尔	直接凝血酶抑制剂	APTT，凝血酶时间，凝血时间——正常值可排除临床相关残留效应	无	2 小时
阿司匹林	抗血小板药	无——考虑血小板功能检测	输注血小板	低或中风险：无；高风险：5 天
噻吩吡啶类药物（氯吡格雷、噻氯匹定、普拉格雷、替格瑞洛）	抗血小板药——ADP 受体 /P2Y12 抑制剂	无——考虑血小板功能检测	考虑血小板输注（作用有限）	氯吡格雷 / 替格瑞洛，5 天；普拉格雷，7 天；噻氯匹定，10 ~ 14 天

注：改编自参考文献 [2，14]。PT：凝血酶原时间；INR：国际标准化比值；APTT：活化部分凝血活酶时间；FFP：新鲜冷冻血浆；PCC：凝血酶原复合物浓缩物；CrCl：肌酐清除率。

在某些术后出血风险增加的患者中，是否进行抗凝和抗血小板治疗由介入放射科医师在主治医师的意见下做出判断。

五、总结

术前药物的使用在减少患者出血和感染风险方面有关键作用，重要的是评估手术过程和患者可能的出血和感染危险因素，并相应地调整术前用药。

术中药物有助于镇静和麻醉，改变血管张力，减少介入操作和详细成像时的胃肠道蠕动。

术后药物有助于控制疼痛、恶心和呕吐、出血风险和感染。对手术结果、并发症、患者因素和未来管理的了解是影响术后用药决定的重要因素。

参考文献

扫码查看

第6章

介入放射学门诊

Ibrahim Mohammad Nadeem，Ruqqiyah Rana 和 Lazar Milovanovic 编

熊斌 译

一、 背景

介入医师凭借其在医疗领域内独特的专业技能优势，在患者医疗护理中发挥着特殊的作用。在过去的40年里，人们对介入医师的角色认知已经从单纯的能工巧匠转变为专业的临床医师。介入放射学的手术操作已经逐步发展到需要对患者进行纵向管理：介入手术的术前、术中及术后管理。因此，介入放射学门诊的主要目标是增加与患者的直接互动，提供有关疾病和可用治疗方案的咨询，并制订和实施管理计划。与放射诊断科医师不同，介入医师需要门诊时间、门诊空间和另外的手术时间来优化他们的实践。

二、 基础设施要求

（一）物理空间

放射诊断学的常规配置，包括医院的放射科和门诊影像中心，不能满足介入医师需要与被治疗患者交流的需求。介入医师需要相对私密的物理咨询空间来问询和检查患者[1]。

（二）辅助人员

不同的放射学操作可能涉及不同的辅助人员，包括专科护理师、医师助理、护士、临床护理专家和非临床支持人员（包含接待员和行政助理）[1]。

（三）预约安排

除了其他住院部门的程序性要求外，适当的组织和安排预约是确保介入放射学实践门诊蓬勃发展的关键组成部分[1]。

三、 介入医师在临床实践中的责任

为了帮助介入医师适应临床医师和诊疗提供者的角色，美国放射学会制定了介入医师实践指南，其中定义的介入医师的职责如下[2-3]。

· 介入医师将作为特定疾病的主要咨询医师，接受转诊以评估该疾病的治疗效果，并在有计划或有选择地介入干预之前和之后回应患者的咨询[2]。

· 介入医师将为转诊患者解释诊断，探索各种治疗方案，并满足患者的治疗需求[2]。

· 在没有其他专家参与的情况下，介入医师将独立制订和实施诊疗计划，在患者诊疗中发挥重要作用，也在多学科合作中扮演着重要的角色[2]。

· 介入医师将在医院承担为患者提供介入相关服务，管理术后并发症及术后恢复的临床职责[2]。

· 介入医师将对围手术期患者采取全程纵向诊疗策略[2]。

四、 门诊介入诊疗的优势

一个强大的临床介入门诊有很多好处，可有助于改善患者的体验、改进介入放射学操作流程，以及提升介入放射领域未来的潜力。

优势包括如下。

· 有利于扩大介入医师从社区医师获取转诊患者的机会，而不仅仅是通过其他专科医师[4-5]。

· 在整个咨询过程中，为患者提供多次询问有关疾病、手术和可能的并发症等问题的机会[4-5]。

· 介入医师与相关外科医师和内科医师建立更牢固的联系，发展互利的转诊流程，以优化患者诊疗[4-5]。

· 加强介入医师与患者的沟通并发展更紧密的医患关系，可以提高患者和医师的满意度[6]。

· 介入门诊可为介入医师提供更稳定的随访场景，使其能够为患者提供高质量的纵向诊疗策略[6]。

五、 术前门诊和初步会诊

对于来自其他专科医师或社区医师的转诊患者，往往伴有特殊情况，经皮放射介入手术可以为其提供治疗管理。研究表明，在过去10年中，门诊放射介入诊所的转诊数量至少增加了130%[7]。对这些患者采用的最常见的术式包括子宫肌瘤（平滑肌瘤）栓塞、肿瘤消融、后凸成形术和椎体成形术、隐静脉消融、下肢动脉支架、肾动脉支架、经颈静脉肝内门体静脉分流术[8]（表6–1）。

介入医师对患者进行病史询问和体格检查，并评估或选择适当的高质量影像手段。评估患者的临床状况和疾病负荷，以对疾病的严重程度和相关程序进行分类。介入医师向患者解释治疗方案、益处、可能的并发症和替代方案，并回答患者关于诊疗方案的问题。

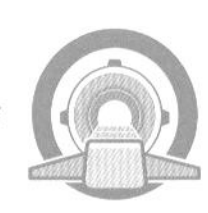

表 6-1　常见介入放射治疗的术前检查和术后检查及随访时间

步骤	术前检查和成像	常规术后复诊	
		时间	影像
子宫肌瘤栓塞	平扫及增强 MRI	2 周，之后每 6 个月	平扫及增强 MRI
肿瘤消融（射频、化疗栓塞、放射栓塞）	对消融患者进行平扫及增强 CT、US 检查	1 个月，之后每 3 个月	每次复诊进行平扫及增强 CT 检查
后凸成形术和椎体成形术	X 线片，脊柱 MRI	1 个月	无——除非有临床指征
隐静脉消融	下肢 US	1 个月	下肢 US
下肢动脉支架	脉动血流量记录，MRA	1 个月，4 个月，之后每 6 个月	每次就诊时的脉动血流量记录
肾动脉支架	CTA 或 MRA	1 个月，之后每 6 个月	每次就诊时的 US 检查
经颈静脉肝内门体静脉分流术	US 或 CT	2 周，1 年后每 3 个月 1 次，之后每 6 个月 1 次	每次就诊时的 US 检查

注：改编自参考文献 [8]。US：超声；CTA：计算机断层扫描血管造影；MRA：磁共振血管造影。

六、　术后门诊及随访

在手术之后，介入医师评估伤口愈合情况和手术相关并发症，特别要关注电离辐射对患者的影响。常规随访影像学检查重新评估病理状态。此外，对临床状况进行评估，并采取适当的管理措施。最后，根据各种疾病需求和临床管理指南安排常规随访。

七、　介入放射线上门诊

鉴于过去 3 年新型冠状病毒感染全球大流行的背景，以及在可行和可能的情况下将尽可能多的患者诊疗转变为线上诊疗管理的需求，许多介入门诊采取灵活的做法，且已经开始通过视频或电话来评估越来越多的线上患者。特别是，以初步检查结果进行诊断和评估干预后疗效为中心的相关讨论可以很好地适应线上模式，因此，许多门诊现在无须患者亲自到诊室即可完成大量随访。此外，由于在临床和线上环境中提供几乎等效的诊疗，更多的患者对这种形式满意。然而，这并不适用于所有患者，仍然存在需要医师亲自完成线下评估的情况，特别是在病情严重和复杂的个体中，需要进行更彻底的身体评估。对于这些患者，包括感染预防和控制及便利性在内的益处不能作为虚拟随访的理由。

八、　总结

介入放射门诊是当前介入放射诊治标准的重要组成部分，越来越多的机构目前正在实施或已经采用了这种做法。介入放射门诊的进一步实施和广泛采用，对于有效管理患者、持续改善患者诊治体验，以及保持介入放射的操作在医学领域的地位和临床影响力都至关重要。

参考文献

扫码查看

第二部分

介入技术

第7章

活检和引流

Lazar Milovanovic 和 Ashis Bagchee-Clark　编

庄少鹀　译

一、经皮穿刺活检

经皮穿刺活检（percutaneous needle biopsy，PNB）是将穿刺活检针刺入性质不明确的病变组织内收集组织或细胞样本的操作，以便进行病理性诊断及分型。经皮穿刺活检有两种类型：细针穿刺活检（fine needle aspiration，FNA）和粗针穿刺活检（core needle biopsy，CNB），它们有不同的适应证，并收集不同类型的组织样本。

FNA是将一根非常小的空心针穿刺至病变处，以获取细胞进行细胞学评估[1]。CNB是将一根稍大的空心针插入目标病变处，以获取组织进行组织学评估[1]。一般来说，FNA使用22 G针或更小的针完成，而CNB使用20 G针或更大的针完成[1]。CNB和FNA都在影像引导下完成，可以使用电离辐射（CT、X线透视）或非电离辐射（MRI、超声）进行。

另外，存在第三种类型——真空辅助空心穿刺活检（vacuum-assisted cove biopsy，VAB）。在CNB的组织采集过程中使用真空辅助，可增加通过针头抽取的液体和细胞数量，留取更多的组织标本，减少采样误差，与CNB相比，VAB的组织损伤风险相对较高[2]。当前经皮穿刺活检技术已经取代了切除活检成为标准诊疗方式，而CNB及VAB在乳腺病变组织活检的应用更为广泛[2]。

无论是哪种类型的穿刺，如果留取的病理标本足以进行病理诊断及做出治疗决策，则经皮活检就被认为是成功的[1]。影响经皮穿刺活检成功与否的决定因素是充分的术前准备、术后管理，以及合理把握适应证，筛选合适的患者。

（一）经皮穿刺活检的适应证

与手术切除和开放式活检相同，经皮穿刺活检是通过收集病变组织样本进行病理检查的一种方法。为了有效收集特殊患者的病理样本，需要主治医师和介入放射科医师的通力合作。

经皮穿刺活检的常见适应证如下。

· 确定靶肿物是良性还是恶性，如是后者，可进一步明确恶性肿瘤的病理分型和患者的分期[3]。

· 对于已知或未知的（怀疑感染或肿瘤）个体组织病变进行病理组织样本收集，进一步进行微生物学或基因学分析[3]。

· 对弥漫性实质疾病（如肾小球肾炎、肝硬化或特发性肺纤维化）进行性质鉴定，以及病变特征及侵犯程度的描述[1, 3-4]（图 7-1 ~ 图 7-3）。

· 收集组织进行遗传学分析[3]。

（二）经皮穿刺活检的禁忌证

由于经皮穿刺活检的微创性质，以及与其他活检术式相比，发病率及死亡率低[1]，其绝对禁忌证极少，主要包括以下几种。

· 无法纠正的严重凝血功能障碍[3]。

· 缺乏病变部位的安全穿刺路径[3]。

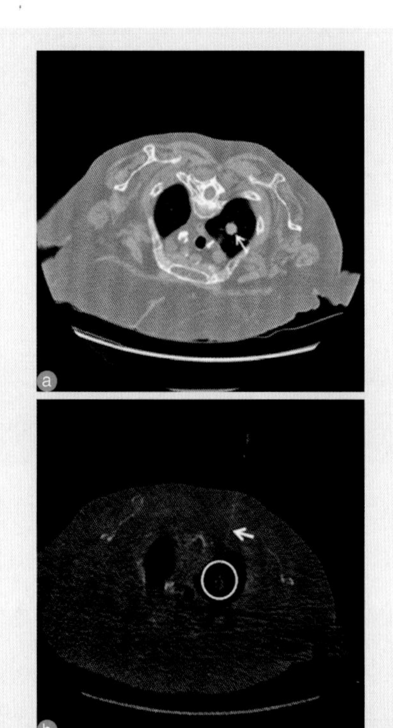

图 7-1　a. 右肺尖内的软组织结节（俯卧位，箭头）；b.CT 引导下右肺尖结节（圆圈）经皮肺活检，针道可视化（箭头）

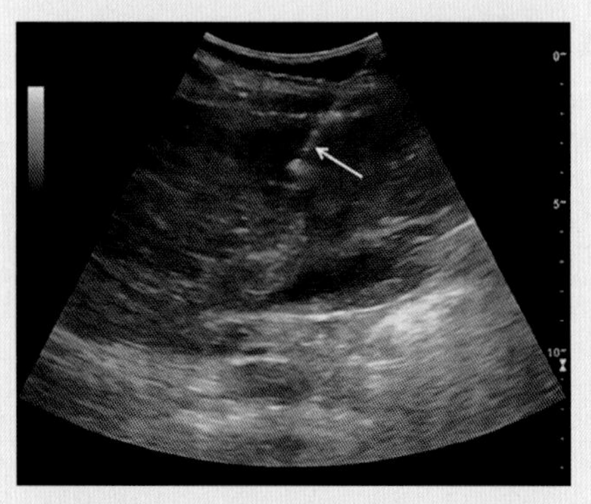

图 7-2　超声引导下经皮肝穿刺活检过程中，可见针道（箭头）

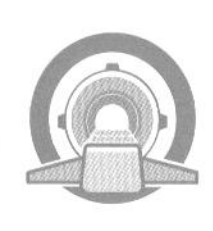

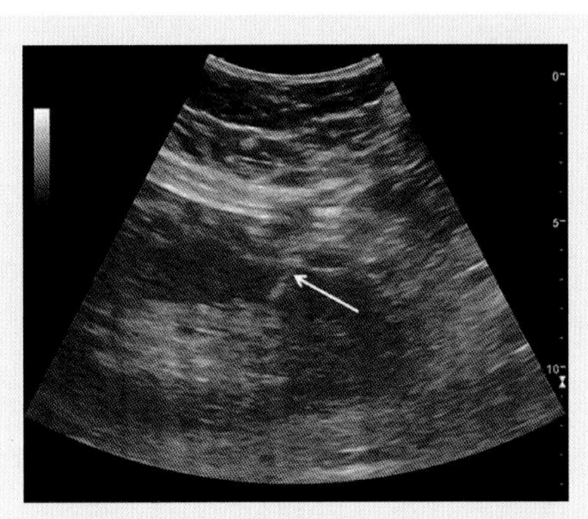

图 7–3　超声引导下经皮肾穿刺活检，针道实时可见（箭头）

· 患者拒绝进行穿刺活检 [3]。

某些特殊的禁忌证可能因手术操作性质而异。

（三）相对禁忌证

· 术前检查情况，包括凝血障碍或心肺功能受损引起血流动力学不稳定 [1，3]。

· 患者一般情况不佳，包括无法配合的患者或患者无法稳定在适合操作的体位 [1]。

· 当使用电离辐射（如 CT、X 线透视）进行影像引导时，怀孕是相对禁忌证。

（四）操作步骤

简要概述经皮穿刺活检的步骤。

· 术前完成穿刺目标预扫描并进行评估，以确定拟使用的穿刺类型和影像引导方式。

· CT、MRI 或超声均可作为影像引导方式。

· 根据病灶的位置，将患者体位摆好，然后在无菌条件下做好器械准备及铺巾。

· 对定位后的穿刺点和计划预期的进针路径进行局部麻醉 [1]。

· 除局部麻醉外，偶尔也可使用中度镇静剂（有关镇静剂的讨论，请参阅第 5 章）。

· 在 CT 或超声影像引导下，将同轴套管针逐步调整穿刺至目标区域（图 7–2、图 7–3）。

· 将带有活检针的活检枪通过引导针穿刺进入靶目标病灶，采集多个活检样本。

· 有时会将引导针重新定位穿刺以对靶目标病灶内的不同区域进行采样。

· 拔出引导针后应对患者进行术后扫描，以了解是否存在直接并发症，如肺活检操作后可能引起出血或气胸 [1]。

（五）穿刺活检成功率

经皮穿刺活检的技术成功被认为是获得了足够且准确的组织或细胞以进行结论性诊断 [1]。介入放射学会（Society of Interventional Radiology，SIR）指南发布了目标器官经皮穿刺活检的预期临床和技术成功率，总结于表 7–1[1]。

影响经皮穿刺活检成功率的操作因素包括采集的组织量、病理医师的经验和诊断能力、所用影像引导类型及操作医师的经验。而患者和病变本身因素包括待活检病变的大小、病变所在的器官系统及病变的良恶性 [1]。

表 7–1　目标器官系统经皮穿刺活检的报道成功率和建议阈值率——基于介入放射学会经皮穿刺活检指南

活检部位	报道成功率（%）	建议阈值率（%）
胸部 / 肺	77 ~ 96	75
骨骼肌肉	76 ~ 93	70
其他部位（纵隔、肾上腺、头部和颈部）	70 ~ 90	75

注：改编自参考文献 [1]。

（六）并发症

经皮穿刺活检的并发症取决于活检部位、器官特殊性及活检方式（包括活检针的类型和电离辐射）。患者在 CT 和 X 线透视引导下受到的电离辐射量非常低，与辐射相关的并发症罕见。目前正在引入低剂量辐射操作方案，以进一步减少患者的辐射剂量 [5]。

介入放射学手术并发症根据介入放射学会并发症分类系统分成两部分。A 部分：涉及不良事件的描述及事件本身严重性。“A1”被认为是轻度不良事件，不需要治疗；“A2”被认为是中度不良事件，需要提升护理等级，以便在中度镇静、输血或过夜住院等情况下进行住院护理观察；“A3”涉及入院＞ 24 小时、非择期入院手术或须转移至可提供高级生命支持的监护室；“A4”表示致残或危及生命的事件，如心肺骤停；“A5”被认为是患者死亡或意外流产 [6]。B 部分：通过分析不良事件改进介入手术的医疗质量，总结于表 7–2[6]。

表 7–3 和表 7–4 分别总结了根据 2010 年介入放射学会指南发布的非胸部和胸部经皮穿刺活检的并发症发生率和建议阈值 [1]。

表 7-2　2017 年介入放射学会不良事件分类系统 B 部分

不良事件分析要素	1 级	2 级	3 级
A. 因果关系	不良事件与操作无关	不明确不良事件是否由操作引起	不良事件由操作引起
B. 根据患者情况及技术难度进行校正	高风险患者、高技术难度	高/低风险患者、高技术难度	不论患者风险及技术难度
C. 不良事件可预防性	几乎无法预防	潜在可预防	大概率可预防
D. 不良事件管理	大部分操作医师按相同方式进行处理	部分操作医师可能应用不同方式进行处理	大部分操作医师处理方式都不同

注：改编自参考文献 [6]。

表 7-3　非胸部经皮穿刺活检的主要并发症发生率及建议阈值

严重并发症	并发症发生率（%）	发生率阈值（%）
出血 [a]		
肾（> 18 G 穿刺针）	2.7 ~ 6.6	10
肾（≤ 18 G 穿刺针）	0.5 ~ 2.8	5
肝	0.3 ~ 3.3	5
脾	0 ~ 8.3	10
其他（肾上腺、腹部）	0.1 ~ 3.0	6
穿刺道转移	0 ~ 3.4	5
需要干预的气胸	0.5	1

注：改编自参考文献 [1]。[a] 需要输血或干预。

表 7-4　胸部经皮穿刺活检的主要并发症发生率及建议阈值

并发症	严重程度	并发症发生率（%）	发生率阈值（%）
须住院或干预治疗的咯血	严重	0.5	2
需长期胸腔引流管置入导致入院时间延长、引流管须更换或须进一步外科干预（胸膜固定术）	严重	1 ~ 2	3
空气栓塞	严重	0.06 ~ 0.07	< 0.1
轻度气胸	轻微	12 ~ 45	45
须置入胸腔引流管	轻微	2 ~ 15	20

注：改编自参考文献 [1]。

二、引流和抽吸

目前，影像引导下的经皮穿刺行引流和抽吸已成为治疗和诊断的标准方法 [7]。引流和抽吸可以使用电离辐射（CT、X 线透视）或非电离辐射（MRI、超声）进行影像引导。影像引导方式的选择取决于患者、液体聚集的解剖位置及操作的技术难度 [7-8]。

引流主要通过经皮或经孔途径穿刺插入后留置一根或多根临时或永久导管，以持续从积液、囊肿或脓肿中排出液体，主要用于治疗目的 [7]。常见的经孔途径有经口（通过口腔）、经直肠或经阴道 [9]。

影像引导经皮抽吸是使用针或导管抽取体内积液中的部分或全部液体 [7]。与主要用于治疗的经皮引流相反，抽吸通常是出于诊断目的进行的，并且总是需要在操作结束时立即拔除针头或导管 [7]。

（一）鉴别异常积液和脓肿

引流积液的决定是基于液体性质诊断和临床症状评估的需要 [10]。客观的影像诊断可用于提示积液的性质，并可与临床病情评估结合起来，拟订临床干预计划及后续的治疗。体内积液的类型较多，可能包括脓肿、血肿、淋巴囊肿、胆汁瘤（腹内）或血清肿（术后）[10]。

表 7-5 列出了感染和非感染腹腔积液的特征 [10]。

表 7-5　感染和非感染腔积液的特征比较 [10]

特征	矫正后的感染优势比
存在气体	32.0
平均 CT 值 20 HU	10.0
积液囊壁厚度	与感染无关
积液的异质性和成分	与感染无关

注：HU：亨氏单位。

（二）引流和（或）抽吸的适应证

由于可能表现为积液和脓肿的疾病较广泛，介入放射学会实践标准 [9] 中制定的引流和抽吸适应证较宽泛。有一点是肯定的，需要存在可疑的异常积液才能有执行操作的指征。适应证包括以下几种。

· 积液特征提示感染或临床怀疑存在感染 [9]。

· 临床怀疑积液是由异常瘘管引起的 [9]。

· 存在感染的体征和症状，包括发热、畏冷、白细胞升高、脓肿区域疼痛或其他可能因积液引起的严重症状 [9]。

· 做术前准备稳定患者一般情况、改善手术预后、直接干预减轻患者的症状 [9]。

（三）引流和（或）抽吸的禁忌证

与经皮穿刺活检一样，经皮引流和抽吸没有明确

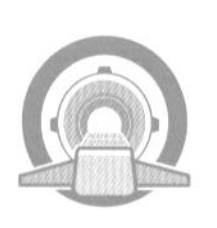

的绝对禁忌证。负责患者疾病管理的临床医师团队根据患者的情况、疾病特点和技术因素决定是否进行经皮或手术引流和抽吸[7]。相对禁忌证包括以下几点。

· 医学检查情况，包括严重的不可纠正的凝血功能障碍或心肺功能受损引起的血流动力学不稳定[7]。

· 技术难度包括缺乏抵达积液的安全穿刺路径[7]。

· 患者因素包括患者不配合或患者无法稳定在适合操作的体位[7]。

· 当使用电离辐射（CT、X 线透视）进行影像引导时，怀孕是相对禁忌证。

· 当患者存在麻醉药物过敏、心肺不稳定、无法管理气道和重度疼痛时，可能需要全身麻醉来代替介入放射诊断科医师最常使用的中度镇静[8]。

（四）操作步骤

影像引导经皮穿刺引流的操作步骤如下（图 7–4）。

· 一旦决定了应用某种影像引导进行经皮引流，就应该做出应用该影像引导的操作规划，包括患者的体位选择、成像方式（CT 或超声）和特殊设备器材的准备。

· 指导患者摆出合适的体位，以无菌方式进行穿刺点消毒和铺巾。

· 对定位的穿刺点和预期的进针路径进行局部麻醉[1]。

· 除局部麻醉外，偶尔也会使用中度镇静剂（请参阅第 5 章有关镇静剂的讨论）。

· 在影像引导下，应用鞘针逐步穿刺使针尖进入积液区域内。

· 应用 Seldinger 技术引入导丝在液性区域内，随后交换引入大口径抽吸针或导管进行抽吸或引流[11]。

· 抽吸并收集部分液体，作为样本进行检验或诊断评估。

· 随后将一根或多根导管置入积液中并留置引流。

· 通过成像设备评估导管位置，并将其缝合在皮肤表面以固定导管。

· 完成术后成像以确认引流导管的满意位置并评估手术即时并发症。

与成人相比，进行儿童的经皮引流和抽吸应相对保守[9]。值得注意的一点是，儿童的身体结构可以改善积液的成像水平。因此，超声更适合引导儿科的引流和抽吸操作，从而减少儿童的辐射暴露[9]。

（五）引流和抽吸成功率

影像引导经皮引流或抽吸体内积液的成功率见表 7–6。技术成功率取决于目标是进行诊断性抽吸还是进行治疗性引流[9]。关于治疗性引流，“治愈性”引流被定义为感染消退，无须后续干预；“部分成功”被定义为脓肿已引流但需要随后的干预[9]。

表 7–6　影像引导经皮积液采集操作的成功率

结果	报告率（%）
成功的诊断积液抽吸：抽吸出足以进行积液性质诊断的液体量	93 ~ 100
成功引流：“治愈”和“部分成功”	62 ~ 100

注：引自参考文献 [9]。

（六）并发症

经皮积液引流和抽吸的并发症取决于液体的性质、积液的体内位置（表 7–7）[8]、患者的其他合并症、技术因素（包括操作难度），以及所使用的影像引导方式。

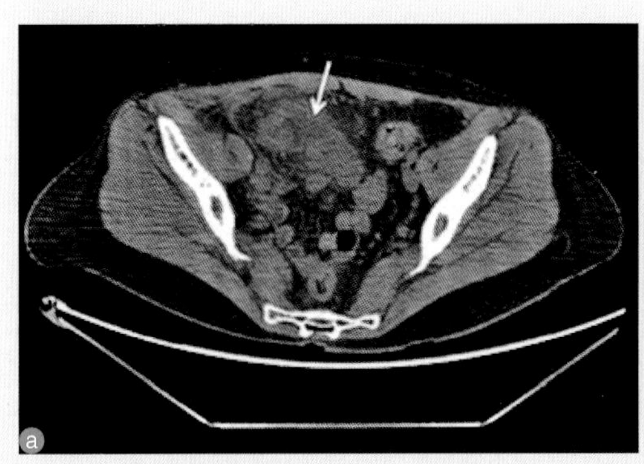

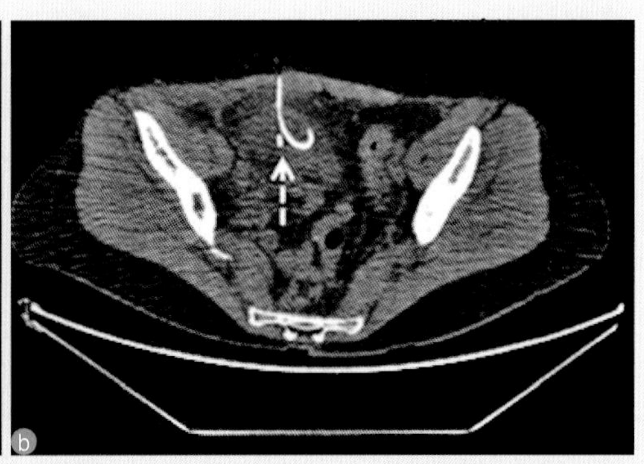

图 7–4　a. 右下腹厚壁囊性肿物（实线箭头）；b. 在 CT 引导下将猪尾巴导管置入脓肿液化区域（虚线箭头）

表 7-7　引流和抽吸并发症（按部位分类）[7]

身体部位	积液类型	常见及严重并发症	并发症的危险因素
胸部	脓胸、肺脓肿、纵隔脓肿、无菌性胸腔积液	气胸、包裹性积液、多发分隔	出现支气管胸膜瘘、大量胸腔积液、血胸
腹部	肝脓肿、脾脓肿、内脏穿孔导致包裹性积液	肝结肠瘘形成、败血症、邻近结构穿刺损伤、出血、胆汁性腹膜炎引起死亡	经胸膜膈肌进行引流
胰腺、肾、腹膜后间隙	胰腺炎或导管破损引起的胰周、肾内或肾周积液	瘘管形成、出血、感染、败血症	暂无相关提及
盆腔	盆腔脓肿	出血、疼痛、结肠或阴道内菌群进入引起继发感染	暂无相关提及

常见的并发症包括感染（引流前存在的感染和持续置管引起的感染）、出血和周围关键部位组织的穿刺损伤[12]。据报道，接受影像引导经皮引流和抽吸治疗的患者中，高达 15% 的患者会出现不良事件[9]。

第8章

动脉和静脉插管

Eva Liu 和 Jason Martin　编

罗剑钧　译

一、动脉插管

动脉插管的目的是建立安全的外界进入血管系统的通道。在建立动脉通道之前，需要考虑多个因素。血管通路建立的一般原则如下[1-2]。

· 操作者需要根据患者的解剖结构、自身专业技能及手术需求制订术前计划以选择合适的穿刺部位。

· 当选择进行血管造影诊断操作时，应考虑后续可能需要血管内介入治疗。

· 在穿刺前，要根据解剖标志物选择穿刺点。

· 使用标准化、可重复的操作技术。

· 如果操作存在问题，立即更换穿刺部位。

动脉穿刺可以选择多个通路，但结合本章的讨论内容，我们将重点介绍股动脉通路的技术。

（一）解剖学

选择合适的穿刺部位是动脉插管的关键，因为大多数并发症发生在穿刺部位。股动脉在髂前上棘延伸至耻骨结节的腹股沟韧带的下方通过[2]。透视下的股骨头可以作为解剖标志，股动脉通常沿着股骨头的内侧通过[2]。在肥胖患者中不要使用腹股沟褶皱作为解剖标志，因为这些褶皱可能远离腹股沟韧带[2]。

（二）穿刺

通过腹股沟韧带示踪可评估股总动脉的潜在位置[2]，股动脉位于髂前上棘和耻骨结节之间的2/3处。超声可用于引导股动脉的正确标记点，将超声探头置于合适的标记点后，用超声探头加压，区分不可压缩性股动脉和可压缩性股静脉。确定股动脉分叉后，探针可以向近端移动以确定股总动脉。用术者非主导操作的手，将股动脉夹在示指和中指之间[2]。将1%利多卡因注射到示指和中指之间的皮肤和皮下组织，局麻药的渗透使股动脉更加清晰[2]。穿刺针以45°刺入动脉，穿刺针穿过动脉前壁（图8-1 ~ 图8-3），一旦出现搏动性出血，使用非主导操作手固定针头[2]。导丝的软端插入穿刺针内，以通过透视确认导丝位置[2]。

在穿刺区域建立1 ~ 2 mm的切口，使用蚊式钳扩大穿刺部位。利用导丝将穿刺针拔出替换为鞘管。操作结束时，通过经皮闭合装置或对股动脉穿刺点进行10 ~ 15分钟的压迫止血。

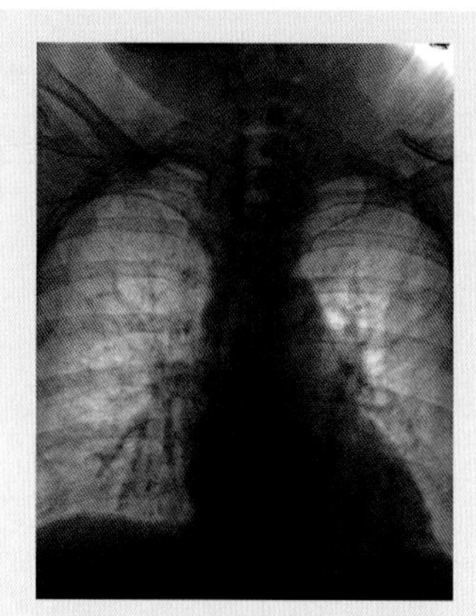

图8-2　胸部X线显示植入式导管放置在位

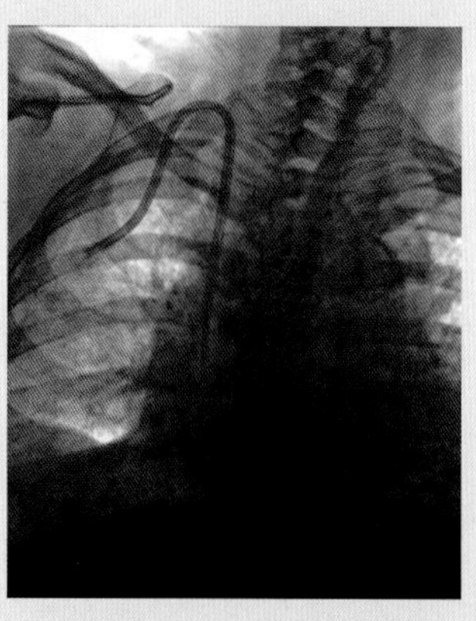

图8-3　胸部X线显示经右肱静脉插入的经外周静脉穿刺中心静脉置管延伸至上腔静脉与右心房连接处

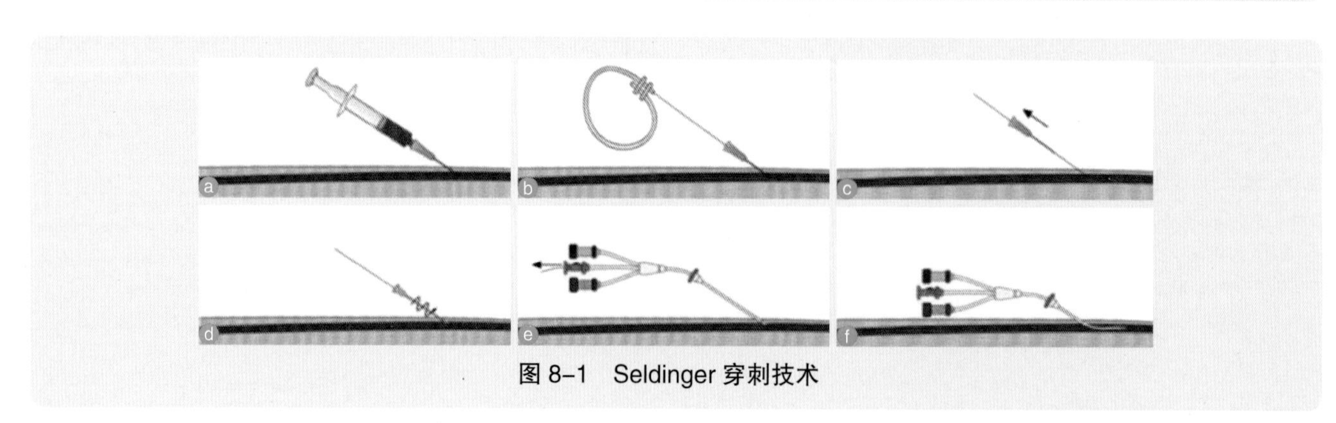

图8-1　Seldinger穿刺技术

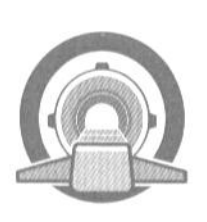

（三）并发症

腹股沟血肿是股动脉插管常见的并发症，程度从轻微到严重。对于大多数腹股沟血肿，可以通过持续局部压迫 10 ~ 15 分钟来控制出血，并定期检查以确保血肿逐渐软化并且大小不再增加 [3]。

动静脉瘘是股动脉插管的另一个潜在并发症，通常与在分叉处低位穿刺有关。这种并发症通常不会出现明显症状，但在罕见情况下，可能导致心力衰竭、下肢水肿和动脉供血不足。通过超声检查可以进行诊断，治疗方法包括随访观察、血管内介入治疗和外科治疗 [3]。

股动脉假性动脉瘤是股动脉插管的另一个并发症。它是由于穿刺点压迫不足，在股动脉与皮下血肿之间形成的异常通道。经过超声检查可以进行诊断。治疗方法包括随访观察、血管内注射凝血酶和外科治疗 [3]。

腹膜后出血是股动脉插管最危及生命的并发症。患者通常表现为髂上充盈感、剧烈的背部和下腹部疼痛、股神经病变症状和低血压。增强 CT 检查是股动脉假性动脉瘤的首选诊断方法。治疗方法包括输血和血管内科或外科治疗 [3]。

二、静脉插管

（一）外周静脉置管

传统的周围静脉置管具有简单、有效的特点，适用于短期使用。静脉炎和感染并发症的发生与导管留置时间密切相关，因此建议每 3 ~ 4 天更换一次导管，以降低并发症的风险 [4-5]。

（二）中心静脉置管

中心静脉置管没有绝对禁忌证，适应证包括输注静脉液、药物或血液制品，难以进入外周静脉、多次采血，输注对静脉有刺激作用的药物如化疗药物等。中心静脉置管通常主要放置在颈内静脉和颈外静脉，也可以选择锁骨下静脉。

中心静脉置管可以分为以下 3 种类型。

（1）非经皮隧道化

· 短期使用，用于快速复苏或压力监测。

· 使用寿命为 5 ~ 7 天。

· 较高的感染风险。

（2）经皮隧道化

· 用于长期使用。

· 适用于需要长期透析和频繁静脉穿刺的患者，尤其用于输入血液制品。

（3）植入式输液港

· 导管与植入在胸壁腔隙中的小储液器相连接，通过将针插入储液器，即可与中心静脉连接。

· 日常活动干扰较少，冲洗需求减少，感染风险降低。

· 置入成本较高且拆除困难。

（三）经外周静脉穿刺中心静脉置管

适用于需要进行几周至 6 个月的静脉治疗的患者，包括外周输注营养、抗生素、镇痛药物、化疗药物或血液制品。经外周静脉穿刺中心静脉置管（peripherally inserted central venous catheter，PICC）通常插入桡静脉、头静脉或肱静脉，并停留在上腔静脉与右心房连接处。相比于中心静脉置管，PICC 的插入更安全，几乎没有发生气胸和血胸的风险。并发症包括位置异位、导管阻塞、深静脉血栓形成或静脉炎。

三、感染

对局部炎症和真正的感染进行区分非常重要。感染包括蜂窝织炎、皮肤导管或孔道感染及菌血症。预防性使用抗生素并不能降低感染率。

参考文献

扫码查看

第9章

栓塞材料及原则

Eva Liu，Ashis Bagchee-Clark 和 Jason Martin　编
蔡森林，方主亭　译

一、适应证

用栓塞方法治疗的疾病种类不断增加。控制出血是栓塞的常见指征[1]。栓塞治疗出血的适应证包括胃肠道出血、腹膜后出血、咯血、产后出血、术后出血和创伤性出血，如骨盆骨折[1]。

栓塞的另一个常见用途是闭塞动脉，以减少或停止对特定区域的血液供应，由此来缩小或阻止该区域的进一步发展[1]。这方面的例子包括栓塞治疗肾细胞癌、肝细胞癌、动静脉畸形和子宫肌瘤[1]。新的适应证包括前列腺动脉栓塞（prostate artery embolization，PAE）治疗良性前列腺增生（benign prostatic hyperplasia，BPH）、膝动脉栓塞治疗骨关节炎和直肠动脉栓塞治疗痔疮。同样地，栓塞也可以有效地改变血流的病理学状态。一个例子是精索静脉曲张栓塞，增粗的精索静脉淤血减轻，从而缓解疼痛、肿胀及潜在的不育[1]。

动脉瘤也可以通过栓塞治疗，不仅可以选择阻断载瘤动脉的血流，也可以通过瘤腔栓塞促进血栓化[1]。这说明了栓塞的广泛用途。

二、栓塞剂（液体、微粒、明胶海绵和弹簧圈）

栓塞剂可分为临时型和永久型。临时型包括明胶海绵；永久型包括弹簧圈和微粒。大多数液体栓塞剂由于有增加组织坏死的风险，常不用于创伤性疾病的栓塞治疗[2-3]。

（一）微粒

微粒或颗粒是最早研发的栓塞剂，并且仍然是最常用的，这在很大程度上是因为它们的多功能性。微粒可以具有校准的形状，提供临时或永久栓塞，可以是天然的，也可以是人工合成的[4]。

微粒黏附在血管壁上，导致机械闭塞和炎症反应。常见的微粒包括聚乙烯醇（polyvinyl alcohol，PVA）、三丙烯酸明胶微球（trisacryl gelatin microspheres，TAGM）和水凝胶。尺寸范围为 200 μm、100 ~ 300 μm、300 ~ 500 μm、500 ~ 700 μm、700 ~ 900 μm 和 900 ~ 1200 μm[2-3]。

将微粒与生理盐水和造影剂混合，并使用三通开关混合均匀。频繁的再混合对于防止颗粒聚集很重要，颗粒聚集会随着造影剂的增加而增加[2-3]。

（二）PVA 颗粒

PVA 颗粒是一种生物相容性聚合物，是永久型闭塞剂[4]。使用 PVA 颗粒栓塞常见的适应证包括动静脉畸形、下消化道出血和骨转移瘤[4]。

PVA 颗粒尺寸为 100 ~ 1100 μm，多变的尺寸导致了一个缺点，即颗粒可能比计划的更容易在近端聚集[4]。

（三）校准微球

经过校准且尺寸更一致的微球有助于减少 PVA 颗粒的一个主要缺点，即近端血管的不必要栓塞[4]。通过校准可以生产各种尺寸的微球，从而实现更具针对性的末梢栓塞[4]。

（四）明胶海绵

明胶海绵是一种由纯化的皮肤明胶制成的临时栓塞剂。它通常用于创伤或提供远端栓塞，随后用弹簧圈进行近端栓塞。胃肠道出血和子宫肌瘤也常用明胶海绵栓塞[4]。

它价格低廉，易获得，在 2 周内可以看到凝胶泡沫栓塞后的临时血管再通，但可能需要长达 4 个月的时间才能最大限度地恢复[1, 5]。由于炎症反应导致内膜增厚，可能会发生意外的永久性闭塞[4]。

缺点包括粒径不均匀，凝块破裂再出血的可能。

（五）液体制剂

液体制剂在栓塞中是有优势的，它们不依赖患者自身的凝血系统，因此，可用于严重凝血障碍的患者。它们还可用于栓塞导管远端的部位，这在导管无法到达目标时很有用。缺点是液体栓塞剂难以控制，需要操作员具备更高的专业技能[6]。

液体制剂包括无水乙醇、α- 氰基丙烯酸正丁酯（N-butyl cyanoacrylate，NBCA）和乙烯 – 乙烯醇聚合物［（ethylene vinyl alcohol copolymer，Onyx），译者注：Onyx 由乙烯 – 乙烯醇聚合物（ethylene vinyl alcohol copolymer，EVAL）、二甲亚砜（dimethyl sulfoxide，DMSO）和钽粉（tantalum）组成。］[7]。乙醇是一种常用的硬化剂，可导致蛋白质变性和永久性血管闭塞[7]。乙醇栓塞的适应证包括肾肿瘤消融和门静脉栓塞。NBCA 和 Onyx 比较昂贵，与血液接触时通过聚合起作用。它们可用于治疗周围血管畸形和假性动脉瘤[2-3, 6]。

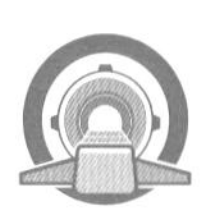

（六）凝血酶

凝血酶是凝血级联反应的最后一步，可用于无法常规行导管栓塞的医源性假性动脉瘤的标识外治疗[7]。源自牛凝血酶，存在罕见的过敏反应风险。作用机制包括直接激活纤维蛋白原，将其转化为纤维蛋白单体。凝血酶有发生远端栓塞的潜在风险。它也可用于主动脉瘤内移植术后的内漏修复[2-3]。

（七）弹簧圈

弹簧圈是一种常见的栓塞剂，通过机械阻塞导致栓塞，并提供促血栓形成的表面。它们由不同大小和方向的钢丝或铂丝绕成圈（图 9-1）。铂线圈比钢线圈更不透 X 线，更易塑形，但价格更高。裸金属弹簧圈会导致不完全阻塞，因为它们仅依赖于机械阻塞。一些弹簧圈附有纤维（羊毛、尼龙、丝绸等）来增加血栓形成[6]。

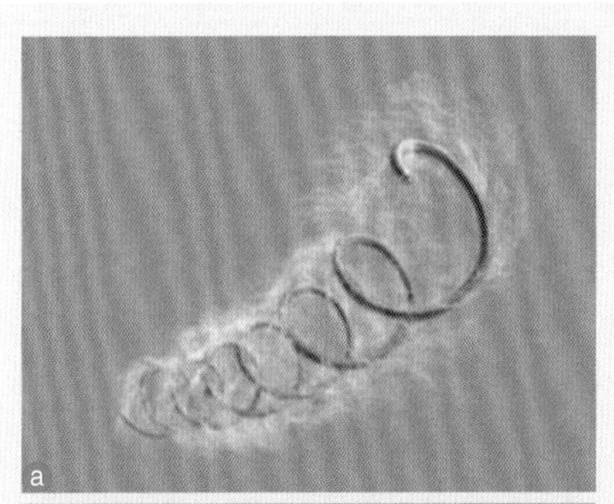

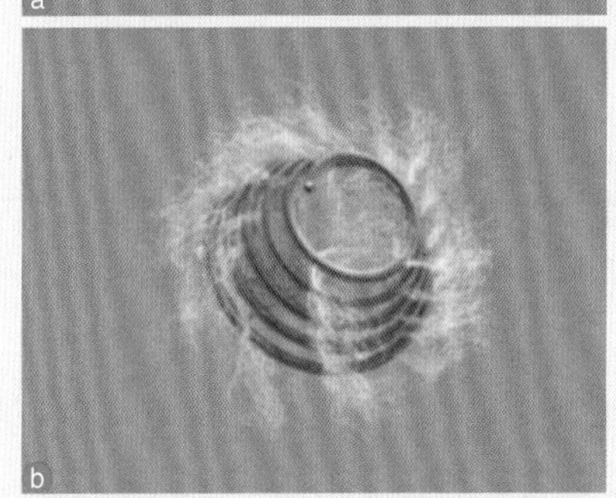

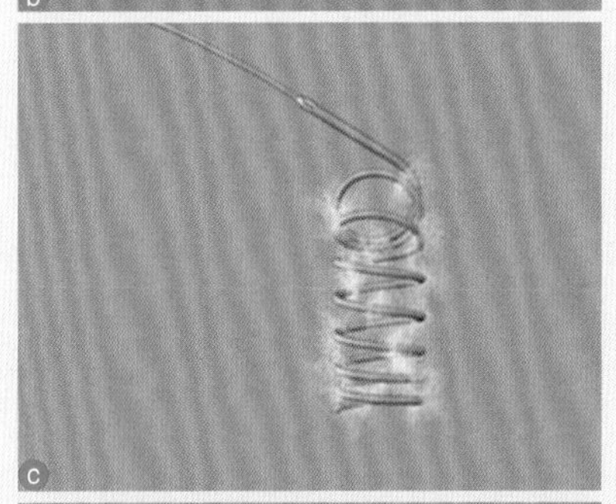

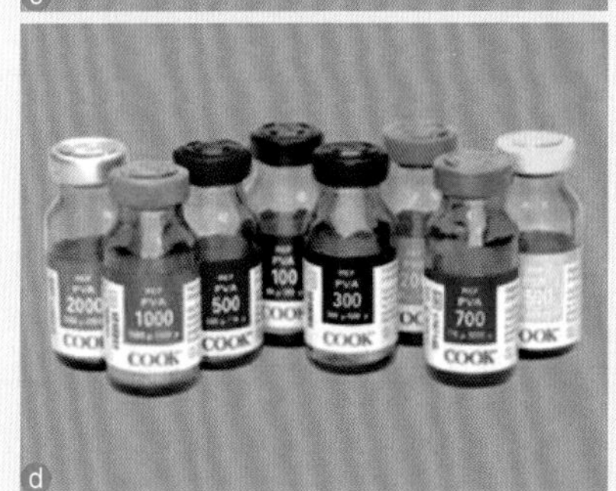

图 9-1　用于栓塞的弹簧圈和 PVA 颗粒

弹簧圈尺寸的选择应基于目标血管。理想情况下，线圈直径应比目标血管大 20% ~ 30%。尺寸过小的弹簧圈有移位的风险并导致远端栓塞。过大的弹簧圈有在血管内不成型的风险，这可能导致不完全闭塞。虽然弹簧圈是灵活有效的栓塞装置，但它们确实需要形成血栓，并可能受到严重凝血障碍的影响[6]。

血管塞是一种常用的机械栓塞装置，由自膨胀式镍钛合金网组成。它们相对昂贵，可用于高流量血管，移位风险低。血管塞适应的血管包括脾动脉、门静脉、肺动静脉畸形和髂内动脉[6]。

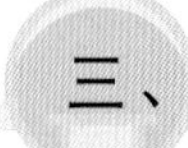

三、原则：要点和技巧

· 将栓塞材料单独放置在一张桌子上，并用单独的碗盛放盐水和造影剂。

· 用于栓塞的注射器不应用于栓塞后血管造影。

· 选择清晰的血管进行造影，以评估导管位置和潜在的血管反流。

· 当注射栓塞剂时，以小剂量或脉冲式进行。

· 栓塞后应使用相同的速率和“冒烟”来评估血管栓塞情况。

· 注射栓塞剂后，用生理盐水冲洗导管。这也防止了微导管尖端的堵塞。

· 栓塞时要注意血流。最初流速快的血管栓塞后血流可能会减慢，会增加反流的风险。

· 导管腔内含有较多的液体，因此当血管接近淤滞时，过度冲洗或给药可能会导致反流和其他器官意外栓塞。

参考文献

扫码查看

第10章

影像引导下的肿瘤消融治疗

Ashis Bagchee-Clark，Anna Hwang 和 Lazar Milovanovic　编
林征宇　译

一、 非热消融治疗

（一）化学消融

化学消融是一种非热消融疗法，通过瘤内注射化学物质，包括乙醇和乙酸。这些化学物质具有直接和间接的抗肿瘤效应。例如，经皮无水乙醇注射（percutaneous ethanol injections，PEI）可通过蛋白质变性和细胞脱水直接导致细胞死亡。一旦无水乙醇弥散入肿瘤邻近血管，可导致局部血管血栓形成，间接导致肿瘤组织坏死[1]。

化学消融是一种低成本、操作简单的手术，主要应用于小肝癌治疗[2]。由于其花费少、设备需求低、操作简单，成为发展中国家局部肿瘤控制的有效治疗模式。由于化学消融物质难以在整个肿瘤内均匀弥散，其手术的成功率较其他消融治疗方式低。射频消融（radiofrequency ablation，RFA）已被证实在小肝癌的局部控制率和3年生存率方面优于PEI[3]。目前，它主要应用于热消融治疗困难病灶的辅助治疗[4-6]。

1. 适应证

· 因病灶大小、位置或患者因素难以使用热消融技术治疗肿瘤的辅助治疗。

· 包括甲状腺癌在内的皮下小肿瘤[7]。

· 局灶性良性病变的管理[8]。

· 肝细胞癌伴有肝硬化患者[5]。

2. 禁忌证

· 凝血功能异常无法纠正者。

· 靶器官肿瘤＞ 3 个。

· 出现腹腔积液和（或）黄疸的肝衰竭（用于肝细胞癌的治疗）。

· 肝转移性病变。

· 肿瘤侵犯脉管系统。

3. 手术过程

· 化学消融在超声或 CT 引导下进行。

· 患者处于清醒镇静状态下。

· 在穿刺靶区和预期进针路径上进行局部麻醉。

· 用18 G或19 G的针进行穿刺，将针尖置于瘤周。

· 在影像引导下缓慢注射乙醇或乙酸，直到弥散整个肿瘤。

· 如果使用乙醇，剂量依据体积而定，但通常每次使用浓度为 99.5% 的乙醇 2 ～ 10 mL[5]。

· 如果使用乙酸，剂量依据体积而定，但通常每次使用浓度 50% 的乙酸 1 ～ 3 mL[5]。

4. 并发症

并发症包括疼痛、发热、酒精中毒和转氨酶升高（如果使用乙醇）。此外，增加了静脉血栓形成的风险，如 PEI 治疗甲状腺结节后发生颈静脉血栓[9]。

5. 结果

化学消融的目的是控制局部肿瘤。在一项随机对照试验中，经皮无水乙醇注射治疗肝细胞癌后 1 年、2 年和 3 年局部复发率分别为 16%、34% 和 34%，经皮乙酸注射治疗肝细胞癌后 1 年、2 年和 3 年局部复发率分别为 14%、31% 和 31%[5]。

（二）不可逆性电穿孔

不可逆性电穿孔（irreversible electroporation，IRE）是一种非热消融疗法，可作为热消融治疗的替代方案，通常用于因肿瘤靠近重要的脉管系统而无法进行外科手术切除的患者[10]。IRE 是利用高压脉冲电流产生电场，破坏肿瘤细胞膜上的电势梯度，电势梯度的破坏导致细胞膜产生永久性纳米孔，从而改变细胞膜通透性和细胞稳态，导致细胞凋亡。影响 IRE 疗效的因素很多，包括组织物理参数和电场特性等。

与其他组织选择性低的消融疗法相比，IRE 的机制赋予其组织选择性，能更好地保留消融区域附近的结构[10]。因为 IRE 对构成肝血管、门静脉和肝内胆管的胶原结构和细胞周围基质蛋白的影响少，所以 IRE 能够保护消融区域内的重要结构[2, 6, 11-13]。除了这种组织选择性，IRE 还具有其他优势，包括消融区和非消融区之间只有 1 ～ 2 个细胞厚度的清晰分界[14]；治疗时间短；无热沉效应[10]。

1. 适应证

因 IRE 仍是一种较新、尚不成熟的治疗方法，其适应证在很大程度上还未被证实。有研究和临床试验探索了 IRE 在脑、肺、肝、肾、胰腺和前列腺治疗中的应用[10]。

在这些临床试验中，IRE 治疗前列腺、胰腺和肝肿瘤显示出良好的治疗前景，这些肿瘤治疗困难的部分原因是它们与其他重要结构相邻[10]。对于前列腺癌，IRE 显示出与根治性前列腺切除术相似的5年复发率，而 IRE 治疗相对保留了神经血管束和泌尿生殖系统结构，通常在治疗后，可观察到更完整的泌尿生殖道和

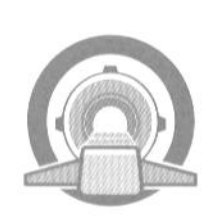

勃起功能[10]。同样，由于胰腺癌紧邻腹腔干和肝动脉等重要血管，在进行热消融治疗时，可导致严重并发症，而 IRE 因具有更好的组织选择性而成为潜在的治疗选择，虽然需要更多的研究来充分证实 IRE 治疗胰腺癌的疗效[10]。对于肝癌的治疗，包括邻近大血管和重要结构的肝癌，也已经被证实获益于 IRE 治疗的组织选择性[10]。肝脏病灶的 IRE 治疗适用于无全身转移且所有肝脏病灶小于 3 ~ 4 cm 的患者[11]。

2. 设备

IRE 最常使用的设备是 AngioDynamics 的纳米刀系统（AngioDynamics，Latham，NY）。纳米刀系统由电脑控制的脉冲发生器、脚踏开关、一次性电极针组成。发生器最多可使用 6 根探针产生达 50 A 的最大电流。电脉冲通常设置 3 kV、持续 20 ~ 100 ms。变量参数包括脉冲持续时间、电极排列、布针和几何分布。治疗特定肿瘤所需的纳米刀电极间距、位置和数量是由发生器的计算机经过计算得出的。

3. 手术过程

· 根据术前 CT 扫描图像量化肿瘤的体积、大小和形态以完成治疗前计划。

· 根据计算的位置将 IRE 探针布针于感兴趣区，将肿瘤包绕。

· 该手术通常在全身麻醉下进行，以尽量减少手术过程中患者的运动。

· 脉冲激发与患者心电图出现 R 波后心肌绝对不应期同步。

4. 结果和术后随访

治疗技术成功的定义：在评估病变大小和特征后，成功激发所有基于程序设计的计划脉冲。技术成功还表现为术后第 8 周轴位 CT 扫描显示无强化的完全消融区。研究建议在 IRE 治疗后第 12 周进行首次随访复查，而后每 3 个月进行一次随访。在一项多中心研究报告中，报道了围手术期死亡率为 0.6%[11]。

5. 并发症

并发症包括[6]以下几种。

· 由 IRE 电流装置产生的电谐波引起的肌肉收缩或心律失常。

· 凝血功能差可导致穿刺部位和针道出血风险增加。

· 治疗区域可逆性电穿孔导致的肿瘤复发。

· 伴或不伴肺栓塞的深静脉血栓形成。

· 胆漏或胆管狭窄。

· 需要输血的大出血。

· 围手术期恶心、呕吐。

· 围手术期感染。

· 剧烈疼痛。

（三）新兴的非热消融技术

1. 组织损毁术

类似于高强度聚焦超声（high-intensity focused ultrasound，HIFU）的热消融技术，组织损毁术利用聚焦的声能在体内产生空泡，从而将目标区域的组织均匀变成细胞碎片[14]。这种靶向均质化的技术可应用于癌组织治疗，并且在过去的几年中，已经开始了关于组织损毁术在肝癌治疗中的人体试验。

目前，组织损毁术是一种非侵入性手术，因此，可以认为它不直接属于介入放射学的范畴。话虽如此，组织损毁术也被认为是一种利用超声来引导和监控组织消融的侵入性手术[15]。此外，由于超声换能器导管的存在，组织损毁术将演变成一种影像引导的允许体内进行更有效消融的微创手术。

2. 机械化学消融

机械化学消融简单来说是结合了两种消融技术，即高强度聚焦超声和化学消融[16]。机械化学消融是目前用于治疗慢性静脉反流等疾病的一种技术，在此类疾病治疗中，旋转导管负责管壁机械性损伤，液体硬化剂通过化学灌注起效[17]。

在癌症治疗中，机械化学消融是一种令人难以置信的新技术，但对人类的研究却较少。在使用前列腺癌和肝癌的异种移植模型的研究中，机械化学消融已经显示其治愈上述癌症的潜能[16，18]。

二、热消融治疗

消融治疗采用加热或冷冻的方法导致组织坏死。加热技术包括射频消融、微波消融（microwave ablation，MWA）、高强度聚焦超声等。冷冻技术包括冷冻消融。

热消融适用于不能手术切除的 5 cm 以下各种原发肿瘤或转移癌的治疗。热消融方式的选择取决于多种因素，包括肿瘤的大小、位置和与脉管系统的距离。射频消融对较小的肿瘤（< 3 cm）有效，但受限于组织阻抗和邻近脉管系统。微波消融可以消融更大的

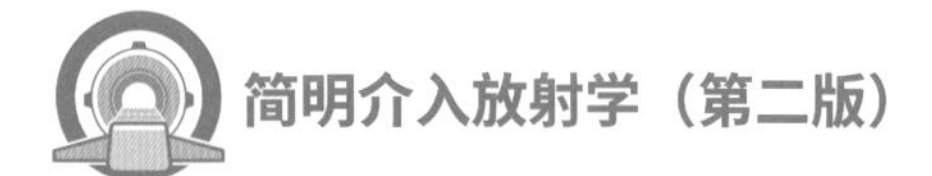

范围，且疗效受阻抗和邻近血管的影响较小，但其具有较高的并发症风险。冷冻消融在成像上易于可视化，能更好地进行监测，有明确的治疗边界。高强度聚焦超声是一种新的治疗方式，可以对前列腺或子宫等浅表部位进行精确、无创的消融。

（一）射频消融

射频消融是一种成熟的热消融技术，利用摩擦能量加热肿瘤组织，使蛋白质变性导致凝固性坏死。摩擦能量是由放置于组织中的射频电极发出的射频波，使交变电流产生的同向运动的极性分子发生振荡产生的。除了摩擦能产生的热量外，电流通过肿瘤的离子组织还会产生电阻热。射频消融已经被证实可用于不适合手术的肝、肾和肺病变患者的局部治疗（图 10–1）[4-6，12，19-23]。

射频消融的目的是控制局部肿瘤和延长生存期。完全消融的特征是增强扫描成像时，肿瘤的位置及消融边缘无强化。

射频消融适用于不伴有全身广泛转移的肾、肝或肺原发性或转移性病变及良性和恶性骨病变的姑息性治疗。

1. 设备与技术

目前，市场销售和使用的射频消融设备有多种不同类型：AngioDynamics（Queensbury，NY）、LaVeen Boston Scientific（Natick，MA）、Radionics（Burlington，MA）和Valleylab Covidien（Mansfield，MA）。射频消融装置由射频消融发生器（图10–2a）、电极和阵列组成（图10–2b）。

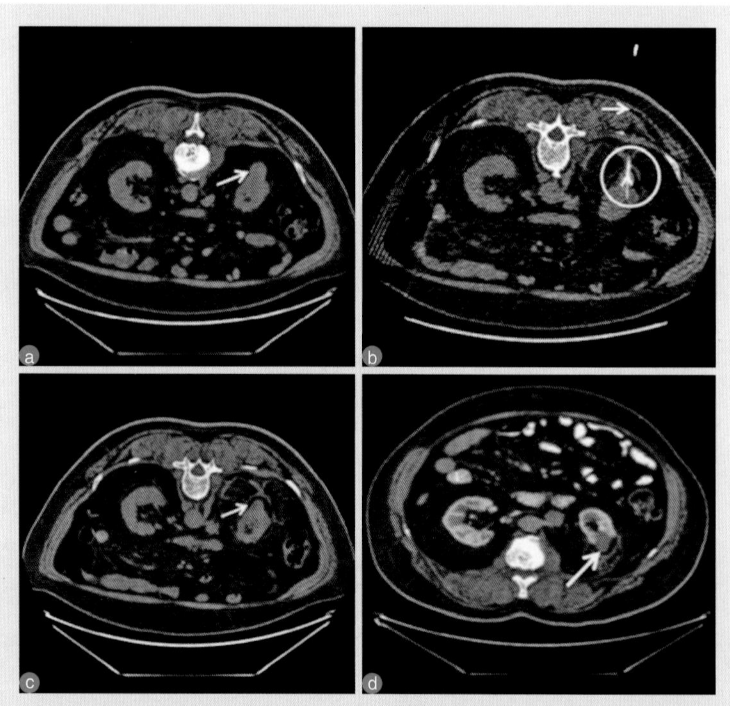

图 10–1　a. 射频消融术前 CT 示肾外生性肿块（箭头）；b. 射频消融电极（圆圈）针道可见位于右肾肿瘤内（箭头）；c. 射频消融术后即刻（箭头）；d. 消融后 12 个月消融区域无肿瘤复发（箭头）

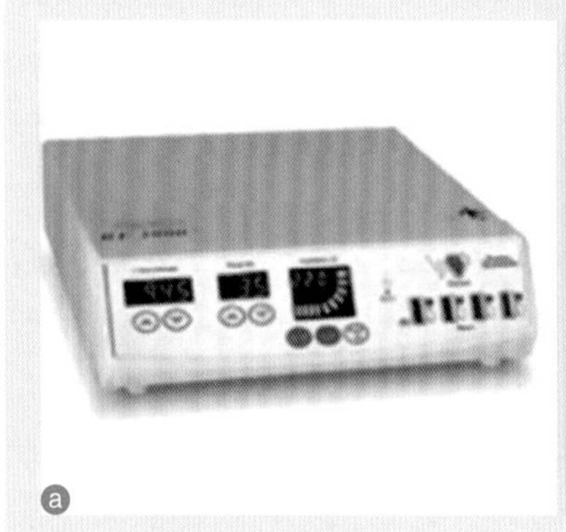

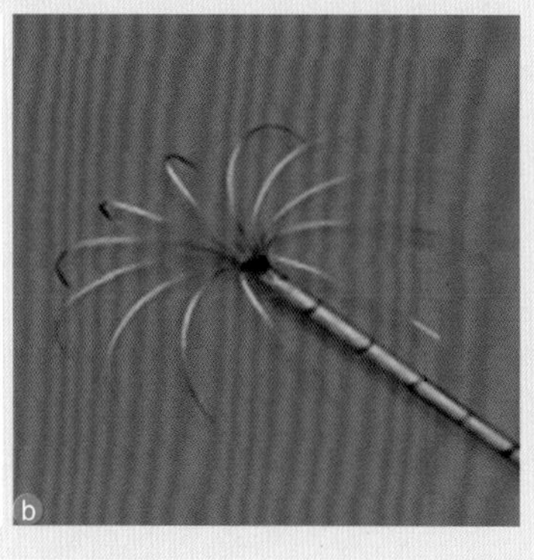

图 10–2　a. 波士顿科学国际有限公司的阻抗驱动 RF3000 射频发生器；b. 波士顿科学国际有限公司的射频消融阵列式针状电极

（图片使用得到波士顿科学国际有限公司的许可）

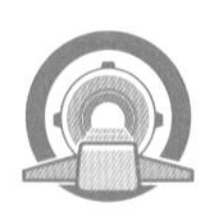

有多种不同直径的电极（14 ~ 17 G）可供选择，消融区大小取决于电极参数。根据肿瘤深度和患者因素，电极可选择不同的类型（多极伸展型、内冷型或灌注型）、长度、粗细和作用范围。

不同类型发生器的主要区别在于控制系统，基于阻抗和基于温度的两种控制系统都是可用的。

基于阻抗的射频发生器通过向电极施加越来越多的能量来起作用，直到组织干燥发生且组织阻抗超过预定的阈值[24]。基于温度的射频发生器的功能是通过向射频电极提供足够的能量来将组织温度加热到预定的水平，从而导致组织坏死[24]。电极一般为单个或簇状的 14 ~ 17 G 电极，长度为 10 ~ 25 cm，可排列成星状或伞状。每个设备的绝对温度范围为 15 ~ 125 ℃，现有发生器的峰值功率范围为 150 ~ 250 W。

2. 手术过程

· 该手术通常在清醒镇静和局部麻醉下进行，但也可以在全身麻醉下进行，并配有标准的心电、血氧和血压监测。

· 在 CT 或超声引导下，确定目标病灶。

· 将射频消融电极置于病灶内的预定位置。

· 根据操作者的临床经验和靶病灶的大小选择单个或簇状电极。

· 程序启动后持续消融，直到达到阻抗终点，设备关闭或在逐渐增加发生器的输出功率达到目标温度后持续 12 分钟。

· 目标消融边界应超出肿瘤边界 0.5 ~ 1.0 cm。

3. 射频消融的临床应用

（1）肺恶性肿瘤

· 射频消融可用于治疗不适合手术的原发性肺癌或肺转移癌患者，前提是该患者评估中单肺≤ 3 个病灶，单个病灶直径≤ 4 cm。

· 禁忌证：肿瘤广泛转移、肿瘤邻近重要肺血管、急性疾病、无法纠正的凝血功能异常、严重的心肺疾病。

· 并发症：穿刺部位疼痛或感觉异常、气胸、胸腔积液、血胸、肺炎、肺脓肿、咯血、胸痛。

· 肺肿瘤射频消融术后局部复发率为 3% ~ 38%，3 年生存率为 15% ~ 46%[25]。

（2）肝恶性肿瘤

· 射频消融适用于不可切除的早期肝细胞癌和肝转移癌，前提是患者肝病灶直径≤ 4 cm，数目≤ 3 个。

· 禁忌证：肿瘤广泛转移、肿瘤毗邻大血管、急性疾病、无法纠正的凝血功能异常、肝功能损害（尤其是伴有腹腔积液者）、肿瘤毗邻肝总管或胆总管、肝内胆管扩张和胆肠吻合。

· 并发症：穿刺部位疼痛或感觉异常、肝包膜下血肿、肠穿孔、脓肿、血胸、肿瘤种植和胆管损伤。

· 据报道，对于肝脏大肿瘤（直径＞ 3 cm）的局部控制率为 90%，完全消融率为 91% ~ 100%[22]。

· 根据研究人群的不同，射频消融治疗肝癌患者的 3 年生存率为 50% ~ 91%[22]。

（3）肾恶性肿瘤

· 射频消融适用于活检证实为 $T_{1a}N_0M_0$ 期肾细胞癌，同时不适合手术和主动监测的患者。病灶直径≤ 4 cm，病灶数目≤ 3 个。

· 禁忌证：肿瘤广泛转移、肿瘤毗邻重要血管、急性疾病、无法纠正的凝血功能异常。

· 并发症：穿刺部位疼痛或感觉异常、肾包膜下出血、肿瘤种植、尿道损伤、沿腰丛的神经病理性疼痛、肠穿孔。

· 据报道，CT 扫描证实肾肿瘤的消融成功率为 69% ~ 100%[23]。比较基于阻抗和基于温度的控制系统局部控制肾肿瘤的临床结果，包括临床疗效、肾功能影响和局部复发率没有差异[23]。

（4）骨样骨瘤和骨转移癌

· 射频消融被确立为骨样骨瘤的首要治疗方法，骨样骨瘤是一种小的、伴有疼痛的良性骨病变[26]。射频消融也可作为疼痛的姑息性治疗，用于缓解那些无病变的全身性扩散、标准治疗（放疗、阿片类药物、镇痛）不适用或已失效的骨病变患者的疼痛[27]。

· 禁忌证：病变在靠近脊椎神经元 1 cm 内、肿瘤毗邻空腔脏器或神经元、病变富血供、病变直径大小超过 3 ~ 4 cm、承重骨有骨折的风险[27-28]。

· 并发症：穿刺部位疼痛或感觉异常、神经损伤、骨折、皮肤热灼伤。

（二）微波消融

微波消融是一种热消融技术，通过微波天线发射的电磁场引起水分子的振荡来加热组织。与射频消融不同，微波消融不依赖于组织的电导率、组织阻抗或热导率。微波消融的目标是引起凝固性坏死导致细胞死亡，类似射频消融。微波消融在更大的加热区域内产生热能，从而在更短的时间内达到比射频消融更高的温度，导致更均匀的坏死区域。与射频消融一样，微波消融在邻近或靠近大血管的肿瘤中，亦存在热沉效应影响，然而这种效应在微波消融中不太明显。该技术可在肿瘤周围达到 1.0 cm 的消融边缘[2，12，23，29-35]。

目前，正在评估微波消融是否可以作为肝、肺、肾和骨恶性肿瘤的可行性治疗或姑息治疗。与射频消融类似，微波消融的目标是控制局部肿瘤和延长生存期。完全消融的特征是增强扫描成像时，肿瘤位置及消融边缘无强化（图 10–3）。

1. 设备与技术

微波消融由微波发生器、配电系统和微波天线组成（图 10–4）。微波发生器在＞900 MHz（通常为 915 MHz）的频率下产生电磁场振荡，导致水分子的旋转发生改变，引起摩擦产热。主要使用的是 14.5 G 的微波消融针，针尖工作长度为 1.6 cm 或 3.7 cm，针的长度为 12 cm、17 cm 或 22 cm。可同时联合使用另外两根微波消融针，以消融更大的肿瘤。

消融＞2 cm 的肿瘤时，需要在肿瘤内适当间距放置多根微波天线，以确保完全消融。

2. 手术过程

微波消融的手术过程与射频消融相似，但在天线布针位置和治疗时间上存在差异。

· 该手术通常在清醒镇静和局部麻醉下进行，也可以在全身麻醉下进行，并进行标准的心电、血氧和血压监测。

· 在 CT 或超声引导下，确定目标病灶，并将微波天线置于病灶内。

· 微波天线的位置取决于肿瘤的大小、使用的微波针有效针尖工作长度和所需的消融边界。

· 每个消融区域以 45 W 的功率进行 7 ~ 10 分钟的微波消融。

· 总消融时间取决于所需的微波天线数。

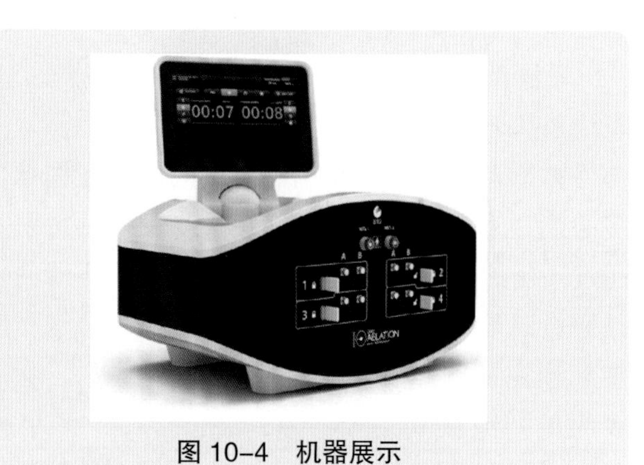

图 10–4　机器展示

（图片由波士顿科学国际有限公司提供。© 2022 波士顿科学国际有限公司或其附属公司。保留所有权利）

3. 微波消融的临床应用

（1）肺恶性肿瘤

· 适应证：包括早期原发性肺癌或较少的肺转移癌（数目＜5 个）。肺微波消融术也被用于缓解大肿瘤侵犯胸壁引起的疼痛。

· 禁忌证：肿瘤的广泛扩散、肿瘤邻近大血管、急性疾病、不可纠正的凝血功能异常、严重的心肺疾病。

· 并发症：气胸、胸腔积液、血胸、肺炎、肺脓肿、咯血和胸痛。

· 文献报道，根据不同的研究人群，微波消融治疗肺恶性肿瘤患者的 3 年总生存率为 24%[34]。

（2）肝恶性肿瘤

· 微波消融适用于不能手术切除的数目较少（通常＜5 个）的原发性或转移性肝癌患者。

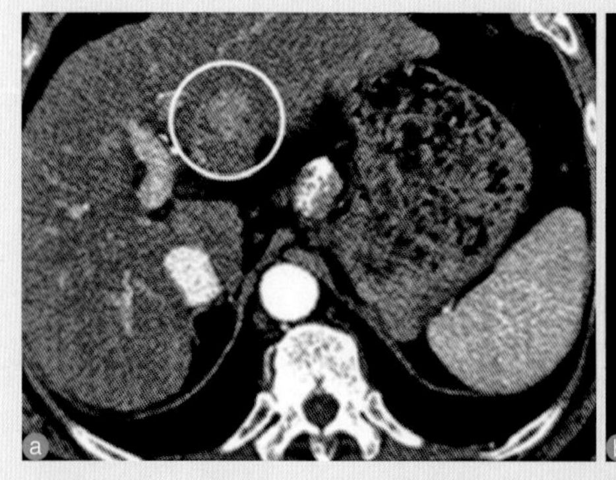
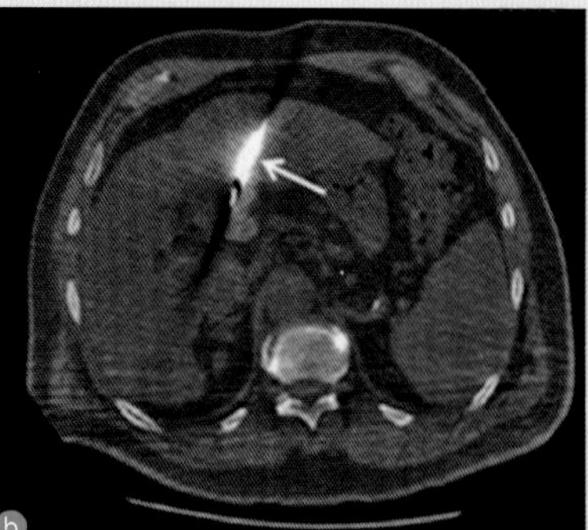
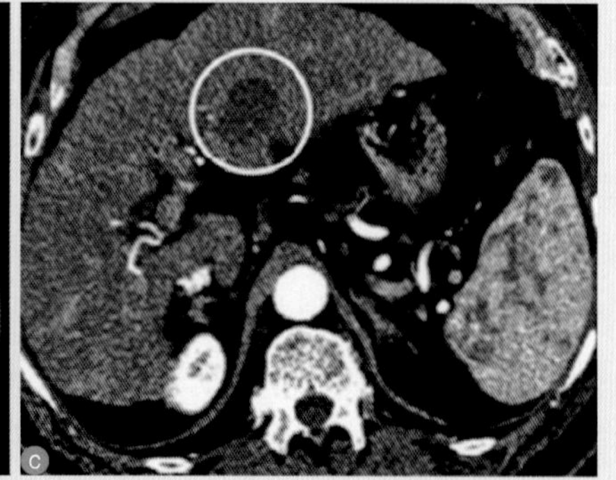

图 10–3　a. 增强 CT 动脉期图像显示肝左叶肝细胞癌；b. 消融前微波消融针的位置；c. 消融后增强 CT 的动脉期图像显示特征性无强化区，提示消融完全

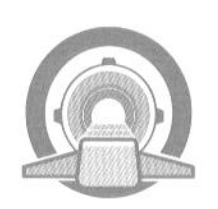

· 禁忌证：肿瘤广泛扩散、肿瘤邻近重要结构、急性疾病、不可纠正的凝血功能异常、肝衰竭。

· 并发症：胆管狭窄、顽固性出血、肝脓肿、肠穿孔、皮肤灼伤、肿瘤种植。

· 肝恶性肿瘤术后 1 年的局部复发率为 2% ~ 3%[32]。

· 文献报道，微波消融治疗原发性肝细胞癌和肝转移癌患者的 3 年总生存率分别为 72.5% 和 30%。

（3）肾恶性肿瘤

· 微波消融适用于不适合手术的单发实性肾肿瘤患者。

· 禁忌证：肿瘤广泛扩散、肿瘤 > 4 cm、肿瘤毗邻大血管、急性疾病、无法纠正的凝血功能异常。

· 并发症：包膜下出血、肿瘤种植、尿路损伤、肠穿孔。

· 文献报道，微波消融治疗肾肿瘤患者的 5 年总生存率为 67%[35]。微波消融和冷冻消融肾脏小肿瘤的比较研究显示，与冷冻消融相比，微波消融治疗在局部控制或转移方面没有显著差异 [36]。

（4）骨恶性肿瘤

· 由于低电导率和热传导限制了射频消融的有效性，因此，骨病变的微波消融比射频消融及其他消融方法更有效。骨微波消融可用于治疗疼痛性骨样骨瘤和骨转移癌 [37]。

（三）冷冻消融 [2, 6, 12, 22, 38-39]

冷冻消融是一种低温消融技术，通过快速冷冻靶组织，导致细胞内冰晶形成。细胞内的冰晶破坏细胞器和细胞膜，诱导孔隙形成，破坏电化学梯度。肿瘤死亡是由于细胞的破坏和张力性改变引起的即刻细胞坏死或由于细胞稳态改变而启动细胞凋亡。冷冻消融还诱导微血管血栓形成，进一步导致细胞死亡。

该技术使用快速的冷冻 – 解冻循环，以便在手术过程中最大限度地增加细胞损伤。在冷冻针的中心温度最低值达到 –130 ℃，在影像上定义为“冰球”的冷冻边界处达到 0 ℃。与射频消融和微波消融相比，冷冻消融易成像，从而在整个过程中能进行更好地监测。与射频消融和微波消融类似，该技术要求肿瘤周围有 1.0 cm 的消融边界。

与其他消融治疗类似，冷冻消融的目标结果是局部肿瘤控制。完全消融的特征是增强扫描成像时肿瘤位置及消融边缘无强化。在术中，“冰球”的成像决定了消融针位置对肿瘤和消融边缘的有效性。

未来该领域的研究重点是比较冷冻消融与射频消融和微波消融的局部复发和生存情况。

1. 设备与技术

冷冻消融装置由冷冻消融系统、冷冻针及测温仪组成。目前有多种类型的冷冻消融设备可供选择：Boston Scientific 公司的 ICEFX 冷冻消融设备、PerCryo 设备（Endocare，Irvine，CA）、Presice 设备（Yokneam，Israel）、SeedNet 和 MRI SeedNet 系统（Yokneam，Israel）。

PerCryo 装置具有多个不同直径和长度的锐利冷冻针，可以基于 0 ℃边界产生 32 mm × 34 mm ~ 45 mm × 64 mm 的消融区域。Presice、SeedNet 和 MRI SeedNet 系统使用氩气冷却设计进行冷冻治疗，消融区域为 31 mm × 36 mm ~ 40 mm × 67 mm。所有的系统都包含了对温度进行实时反馈的热传感器。

2. 手术过程

冷冻消融过程与其他热消融疗法类似，但因消融体积和消融针的不同而有所变化。

· 该手术通常在轻中度镇静和局部麻醉下进行。

· 在 CT、超声或 MRI 引导下，确定目标病灶，将冷冻针穿刺入肿瘤中心。

· 根据肿瘤体积和计划的消融边界，必要时放置额外的消融针。

· 在每个消融区域，冷冻消融过程的最高温度为 –20 ~ –40 ℃以确保足够的细胞损伤和微血管血栓形成。

· 冷冻针的布针及消融持续时间的治疗参数取决于所用制造商设备的性能。

3. 冷冻消融的应用

目前，冷冻消融主要用于肾恶性肿瘤，有初步证据表明可应用于肝病变。

（1）肝恶性肿瘤

· 对于肿瘤数目较少且保留部分肝的不可切除的原发性或转移性肝癌患者，肝冷冻消融可作为射频消融的替代方案。

· 禁忌证：肝衰竭、肿瘤负荷重、肿瘤邻近重要结构、无法纠正的凝血功能异常。

· 并发症：冰球破裂引起的出血、邻近结构的冷冻损伤、胸腔积液、黄疸、肝内脓肿 [38]。

· 1 年、3 年、5 年的无瘤生存率与射频消融相当 [38]。

（2）肾恶性肿瘤

・与射频消融和微波消融类似，肾冷冻消融适用于不宜进行手术的单发实性肾肿瘤的患者。

・禁忌证：肿瘤负荷重、肿瘤邻近重要结构、近期心肌损伤、无法纠正的凝血功能异常、病灶＞4 cm。

・并发症：出血或血管损伤、血尿、肺栓塞、感染、肿瘤种植、皮肤冻伤和脑血管意外。

・肾恶性肿瘤冷冻消融后平均随访时间为 6 ~ 27 个月，局部复发率为 2% ~ 4%[22]。

（3）肺恶性肿瘤

・肺冷冻消融适用于不宜行外科手术的肺癌患者。

・并发症：气胸、胸腔积液、血胸、肺炎、肺脓肿、咯血和胸痛。

・冷冻消融肺恶性肿瘤，直径＜ 15 mm 者 3 年局部复发率为 20.2%，直径＞ 15 mm 者为 71.4%[39]。

（四）高强度聚焦超声

高强度聚焦超声是一种利用超声束加热肿瘤组织并诱导凝固性坏死的微创、非电离辐射消融技术。虽然用于高强度聚焦超声的光束强度是诊断超声的 100 ~ 1000 倍，但光束可以穿过覆盖的结构而不会造成伤害，仅在其焦点处消融组织。除了基于温度的消融，高强度聚焦超声还通过空化效应向靶组织传递机械冲击。当超声波击中液体时，它们会导致微泡迅速膨胀和破裂，向整个组织发出破坏性的冲击波。

超声能量传递的精确度受目标距离的影响，因此高强度聚焦超声主要用于较浅表的器官，如前列腺和子宫。高强度聚焦超声不适用于高密度的骨骼器官，同时也不能用于呼吸或肠道区域，因为其会影响光束精确度。

相较于其他根治性治疗手段，高强度聚焦超声具有非侵入性、并发症发生率低和无电离辐射的优点，使其成为有吸引力的选择。这项技术在许多临床试验中被证明是有希望的，并已被用于治疗各种癌症，尽管常规使用的适应证及与其他治疗方式的疗效比较仍需进一步评估。

1. 设备和技术

高强度聚焦超声利用高功率压电或压电陶瓷换能器将超声束聚焦到单个三维点上，该点通常直径为 1 ~ 3 mm，长度为 10 mm[40]，目的是将靶组织加热到 60 ~ 95 ℃至少 1 秒以诱导凝固性坏死。高强度聚焦超声应避免温度达 95 ℃以上，因为其会产生不可预测的沸腾效应。

透镜和反射镜通常用于聚焦超声波光束，但最近已开发出相控阵换能器系统，由于超声换能器的每个部分都由不同的电信号提供，因此可以实现更大的波束控制[41]。

为了确保治疗超声光束聚焦到一个精确的靶点，该过程必须在 MRI 或诊断超声的影像引导下进行。MRI 具有更高的分辨率，并能使用测温图进行精确监测，但超声更加快速和便携[40]。

高强度聚焦超声可以通过进行重复的邻近区域消融而应用于较大的靶区。然而，较大区域的消融是耗时的，因为光束必须重新聚焦几次才能覆盖整个靶区，并且在每两轮消融之间必须给予组织足够的冷却时间。

2. 手术过程

・超声换能器可以在体外或通过体腔应用，如直肠或尿道。

・应该避免充气区域，因为它们会影响精确度——呼吸和肠襻区域不应该在射束的路径内。

・手术可以在硬膜外麻醉、全身麻醉、脊髓或静脉麻醉下进行。

・冷却的脱气水流过换能器，以冷却周围组织，减少与空气的接触。

・在整个手术中通过 MRI 或诊断超声监测消融体积——MRI 通过测温图，而超声波通过检测灰阶变化检测消融体积，MRI 监测更加精准。

・治疗后，用生理盐水冷却周围结构（如皮肤、膀胱、直肠、阴道等），并进行 MRI 检查以确认消融区域。

3. 高强度聚焦超声的临床应用

（1）子宫肌瘤

・对于直径达 10 cm 的症状性子宫肌瘤患者，高强度聚焦超声可以作为一种非侵入性的手术选择[42]。

・禁忌证：肌瘤数目多、无声窗（由于膀胱及周围结构瘢痕化或解剖异常所致）、妊娠、怀疑恶性肿瘤、急性炎症性疾病。

・并发症：浅表皮肤灼伤、腹部瘢痕、一过性疼痛。

・一项研究表明，5 年总体再干预率为 58.6%[43]。

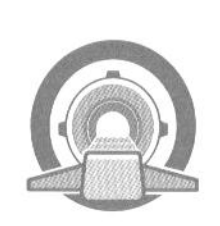

（2）前列腺癌

· 高强度聚焦超声适用于不宜手术的局限性前列腺癌患者和正在进行复发癌挽救性治疗的患者 [41]。

· 禁忌证：前列腺组织的钙化（这阻碍了光束传播）、病理或解剖条件不允许使用换能器、转移癌。

· 并发症：尿失禁、尿道狭窄、直肠瘘、血尿、直肠疼痛或出血。

· 高强度聚焦超声局部治疗后的 5 年无失败生存率（定义为未出现转移、无须局部手术或放疗和全身治疗的生存率）为 88%[44]。

（3）肝恶性肿瘤

· 正在评估高强度聚焦超声用于直径达 8 cm 的肝细胞癌或肝转移患者，这些患者不适合手术和射频消融 [45-46]。

· 禁忌证：胸腔畸形，肝＞ 3 个病灶，病灶直径＞ 8 cm，超声路径可见肠襻。

· 并发症：疼痛、肝酶升高、皮肤水肿、疲劳。

· 在一项研究中，大多数（79%）患者在高强度聚焦超声治疗后，达到完全应答 [46]。

（4）乳腺恶性肿瘤

· 高强度聚焦超声正在评估用于治疗良、恶性乳腺肿瘤患者，这些患者不宜手术治疗或倾向于保乳治疗，其结果显示具有前景 [47]。

· 并发症：局部乳腺水肿，轻微皮肤烧伤和水疱，胸大肌损伤 [48]。

· 在一篇综述中，46% 的患者在高强度聚焦超声消融后组织病理学上无肿瘤残留，29% 的患者肿瘤残留＜ 10%，23% 的患者肿瘤残留在 10% ～ 90%[48]。

· 在较少数的研究中尚未有肿瘤完全消融的可靠报道。因此，尚未建立大规模的临床试验。

参考文献

扫码查看

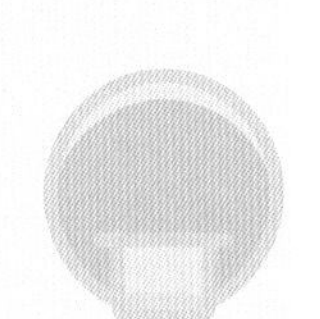

第三部分

常用介入放射学操作

第11章

介入放射学在胸部疾病中的应用

Ruqqiyah Rana 和 Lazar Milovanovic 编

张洲博，邵海波 译

一、 胸部病变穿刺活检

胸部病变穿刺活检（percutaneous thoracic biopsy，PTB）提供了一种微创的方式来收集肺、纵隔、胸膜病变的病理组织以达到诊断胸部疾病的目的，目前在胸部放射学领域中也逐渐热门，其主要目标是获取足够的组织或细胞以满足病理学诊断的需要。胸部病变穿刺活检目前主要在CT引导下操作，对于部分胸膜病变，也可以在透视下或超声引导下操作[1]。影像引导方式的选择主要取决于病灶的位置和操作者的偏好[1]。活检可以使用细针穿刺活检来进行细胞学检查或粗针穿刺活检来进行病理组织分析[2]。研究证实，使用18 G同轴活检针诊断胸部病变的准确率为97%，并发症发生率约为19%[3]。

二、 经皮肺穿刺活检

（一）适应证

经皮肺穿刺活检（percutaneous transthoracic lung biopsy，PTLB）适应证[1-2，4-5]的制定主要基于2010年Gupta等制定的美国介入放射学会经皮穿刺活检指南和Manhire等于2003年制定的英国胸科学会指南，主要包括以下几种[4，6]。

· 明确的局灶肺病变。

· 支气管镜难以到达的病变或结节。

· 支气管镜检查无法确定或难以诊断的病变。

· 无肿瘤病史的多发结节患者，随访期内病灶增大或伴有多个原发肿瘤的诊断。

· 其他检查难以确诊的局灶性浸润。

· 肺门肿块或病变。

· 获取可疑或已知的感染组织以行微生物学分析。

· 弥漫性实质病变的诊断和特征分析。

（二）禁忌证

所有活检操作的禁忌证都是相对的，术者应在决定活检之前权衡活检的利弊综合考量[1]。

· 出血风险增加或正在应用抗凝治疗：血小板计数＜50 000/mL，APTT比率或PT比率＞1.5。

· 肺气肿。

· 存在肺大疱。

· 肺功能受损。

· 既往行单侧全肺切除术。

· 肺动脉高压。

· 患者无法配合手术。

· 第1秒用力呼气容积＜35%[4]。

（三）术前评估和影像学检查

操作前影像评估主要通过胸片、CT及PET/CT等检查方法来定位拟定活检的病变，以确定活检的合理性，并规划合适的穿刺路径来实施活检[4]。凝血指标主要包括PT、APTT及血小板计数。口服抗凝剂患者应遵循第5章所列出的抗凝药物使用指南（停药或保持不变）[1，4]。

（四）影像引导

胸部病变穿刺活检可以在超声、CT、透视引导下完成，超声引导是最低廉、最安全、最迅速的影像引导方式，但只能应用于外周的病变或接近胸膜的病变（少于所有胸部病变的30%）[1]。CT引导可提供轴位图像，可应用于不适合超声引导的病变（图11-1）[1]。在某些情况下，如高移动性的病变，X线透视或CT透视可能有助于实时显示针的位置[2]。

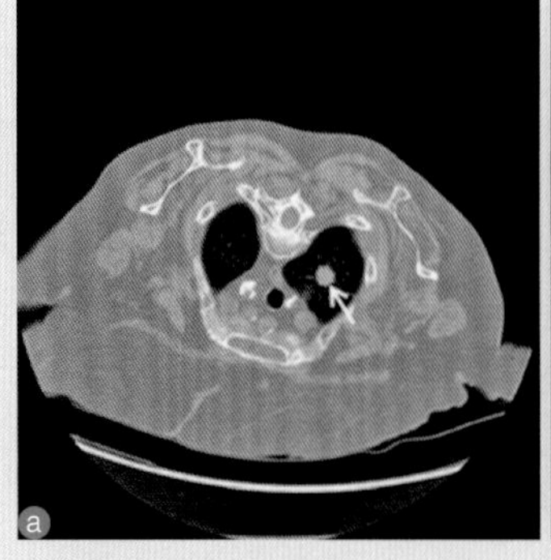

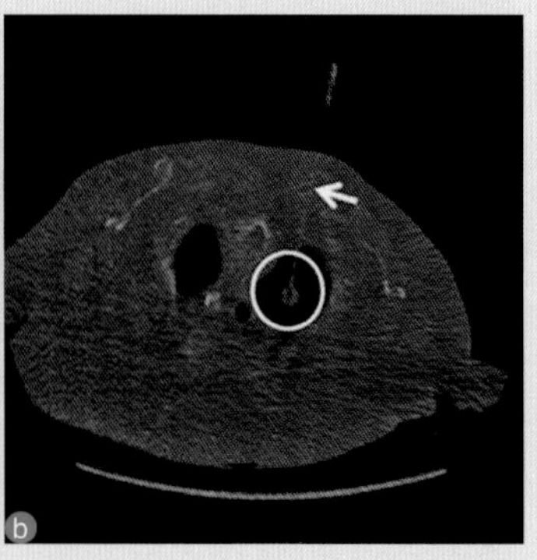

图11-1 a. 肺轴位CT显示局灶性肺内病变（箭头）；b. 活检针（箭头）在CT引导下经胸腔刺入病变（圆圈）

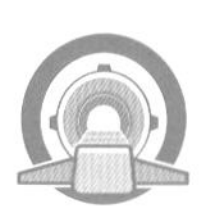

（五）操作要点

・在未镇静条件下，可在局部麻醉后，实施胸部病变穿刺活检 [4]。

・应固定患者于合适体位，尽量减少通过肺内的距离。

・使用不透射线的网格以体表定位最佳穿刺点。

・给予局部麻醉后，不管是否应用镇静剂，都用手术刀做一小切口。

・之后，介入放射科医师根据病灶大小及深度选择大小合适的同轴活检针，并穿刺入靶组织内。

・激发同轴活检针（通常为 20 G）的激发装置。

・收集 2 个或 3 个组织或细胞样本，行诊断分析及特征分析。

（六）并发症

已经报道的胸部病变穿刺活检并发症主要包括气胸、肿瘤种植转移、空气栓塞、皮下气肿、纵隔气肿、脓胸、支气管胸膜瘘，以及出血相关并发症，包括咯血、血胸、支气管动脉瘘及肺内出血等 [6]。

在这些并发症中，最常见的是气胸及肺内出血。据报道，胸部病变穿刺活检的预计死亡率为 0.07% ~ 0.15%[7-8]。气胸的发生率为 12% ~ 45%，其中，2% ~ 15% 的气胸患者须行胸腔置管治疗 [6]。

气胸发生率的差异影响因素主要包括患者群体的不同、气胸定义及诊断的差异，以及术中和术后用于显示气胸的影像学检查类型。气胸的危险因素主要包括使用较大活检针、穿刺过胸膜的次数、病变的大小和深度、既往存在肺内基础病、缺乏患者术中的配合及操作者经验不足等。

据报道，肺内出血合并咯血的患者占比为 1.25% ~ 5%，肺内出血未合并咯血的患者占比为 5% ~ 17%[7-8]。出血的危险因素主要包括病灶深度增加、活检穿刺路径长、病灶范围小及肺气肿。

（七）粗针穿刺对比细针穿刺

总体活检并发症发生率的不同不仅取决于以上诸多因素，也取决于活检形式，即粗针穿刺和细针穿刺 [9]。一项对超过 12 000 例活检手术进行的荟萃分析发现，粗针穿刺的总并发症发生率为 38.8%，细针穿刺的总并发症发生率为 24.4%。对于细针穿刺，增加穿刺针直径、较小的病灶范围、穿刺路径经肺距离的增加，都增加了并发症发生的风险 [9]。无论是粗针穿刺还是细针穿刺，轻度并发症发生率均高于严重并发症。

（八）活检后影像学检查

术后的影像学检查对于评估肺活检后即发及迟发并发症非常重要，尤其是对于气胸 [1]。立位胸片和胸部 CT 可于活检后立即用于评估操作后的并发症，且应在患者出院前或出现并发症可疑的临床症状时，重复应用。

（九）结果

经报道的胸部或肺部的穿刺活检成功率为 77% ~ 96%[2，6]。不同活检类型的粗针穿刺与细针穿刺诊断准确率的比较显示，细针穿刺在恶性肿瘤（85.1% *vs.* 86.7%）和恶性上皮肿瘤（86.4% *vs.* 85.2%）方面与粗针穿刺相似，而粗针穿刺在恶性非上皮肿瘤（96% *vs.* 77%）、良性特异性病变（92% *vs.* 40%）方面具有较高的诊断准确率。

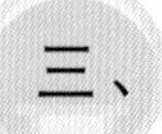

三、　纵隔活检

（一）适应证和禁忌证

经皮穿刺影像引导下的纵隔病变活检，对于不能通过纵隔镜或经支气管活检的病变是有指导意义的。其主要禁忌证类似于经皮肺活检，主要包括 [1，5，10] 以下几点。

・出血风险增加或正在应用抗凝治疗，血小板计数＜ 50 000/mL，APTT 比率或 PT 比率＞ 1.5。

・患者难以耐受。

由于纵隔活检的肺内并发症发生率较低，肺功能不佳的患者可能不是禁忌证。

（二）影像引导和操作要点：超声对比 CT

经皮纵隔穿刺活检主要在 CT 引导下完成。超声引导主要针对部分前纵隔病变，可提供穿刺针的定位和入路的实时反馈。在这些情况下，超声引导下穿刺的安全性和准确性与 CT 引导相当，而其花费只有后者的 3/4[11]。此外，超声声像图在定位血流和描绘血管走行方面有重要作用 [11]。总的来说，可以根据患者自身和靶病变的位置等因素，于多种方式中选择合适路径，如胸膜外入路，经肺或直接穿刺纵隔（胸骨旁、椎旁、经胸骨、胸骨上、剑突下）等入路。直接穿刺纵隔入路利用肺内侧的胸膜外间隙，以避免损伤肺和胸膜组织。最常用的技术是同轴入路，利用穿刺入靶病变旁的同轴穿刺针送入活检针并完成活检组织收集。

（三）并发症

并发症如下[5]。

· 血管损伤。

· 食管穿孔。

· 气管支气管损伤。

· 纵隔炎。

· 乳糜胸。

· 心包破裂。

· 气胸。

· 膈神经损伤。

· 心律失常。

（四）术后影像学检查

术后影像学检查的目的是在临床症状出现以前明确并发症的发生。应在术后即刻及出院前行胸片或 CT 扫描[1]。

四、 经皮胸腔积液引流术

影像引导下经皮穿刺抽吸，在胸腔积液或气胸中都被认为是一线治疗方案。影像引导相较于盲穿具有更安全和有效的优势。积液可能发生在胸腔、心包、肺或纵隔内，胸腔积液包括单纯性胸腔积液、脓胸、血胸和乳糜胸。肺内积液主要包括脓肿、肺气肿、肺大疱。纵隔积液包括脓肿、心包积液和张力性纵隔气肿[1]。

（一）适应证

适应证如下[1, 12]。

· 胸腔积液：较少的胸腔积液可行非手术治疗，无须抽吸或引流；较大的、有临床症状的或恶性胸腔积液则须抽吸或引流（图 11–2）。

· 脓胸：除应用抗生素治疗外还须引流治疗。

· 引流须在早期进行以防止脓胸向慢性机化进展。如果经皮引流失败，可选择手术引流和切除进一步治疗。

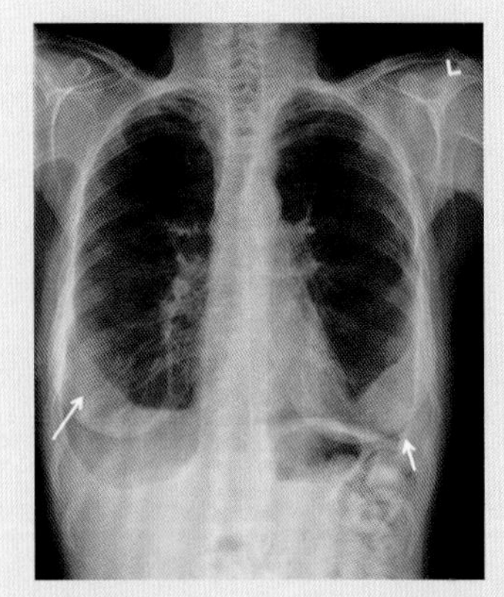

图 11–2 双侧胸腔积液，胸部 X 线检查显示右侧胸腔积液多于左侧（箭头）

· 血胸：通常发生在创伤后，需要使用较大直径的胸腔引流管。除引流外，可能还须注射纤溶剂，根据出血的来源不同，在引流前，可能还须栓塞出血责任动脉。

· 乳糜胸：低输出量乳糜胸可以保守治疗，通过胸腔穿刺或胸腔引流管引流直至完全引流，而高输出量乳糜胸则须手术干预直至完全引流[13]。

· 脓肿：如果经过内科治疗、体位引流、支气管镜引流无效，则可能须经皮引流（图 11–3）。

· 肺气肿和肺大疱：感染性或张力性肺气肿可引流治疗。

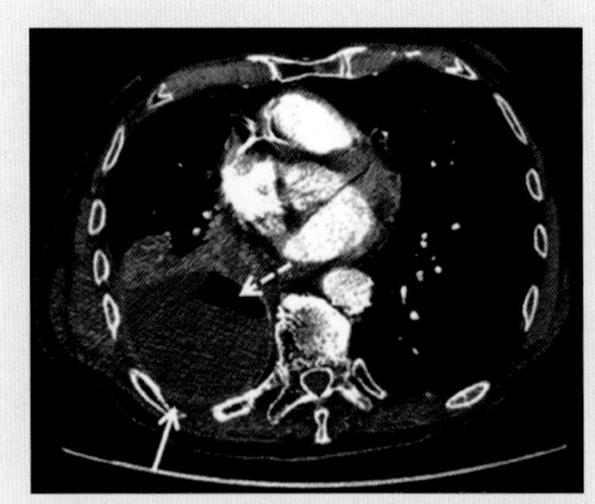

图 11–3 CT 提示右侧胸腔积液，右下胸膜增厚（实线箭头），脓腔内可见气液平（虚线箭头）

· 心包积液：心包积液来源不明可行诊断性心包穿刺；治疗性心包穿刺可应用于有症状的心包积液或大量心包积液[14]。

· 张力性纵隔气肿为需要介入治疗的紧急情况，主要通过纵隔造口术或 CT 引导下经皮穿刺抽气。

（二）禁忌证

禁忌证如下[1, 12]。

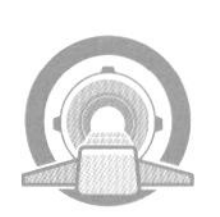

・出血风险增加或正在应用抗凝治疗：血小板计数＜ 50 000/mL，APTT 比率或 PT 比率＞ 1.5。

・患者难以配合手术。

・难以控制的咳嗽或呼吸困难。

・无法耐受术后气胸的患者。

・皮肤表面感染。

（三）操作要点

影像引导下经皮穿刺引流和抽吸主要在超声和 CT 引导下完成，超声引导由于其实时显示、成本较低、辐射少和便于使用等优点，目前成为胸腔偏外侧积液的首选影像引导方式。在某些情况下，抽吸和引流须在充分镇静和局部麻醉后进行 [12]。

（四）并发症

并发症如下 [1，12]。

・手术不成功。

・气胸：使用较粗穿刺针或抽吸 / 引流大量液体时风险增加。

・出血：避免沿肋骨下缘入路，以减少肋间动脉损伤。

・复张性肺水肿：当肺组织被压缩时间较长且大量积液短时间内被排出时，发生肺水肿的风险增加。

・周围脏器损伤。

・肺脓肿引流后脓肿或感染灶扩散。

（五）术后影像学检查和结果

术后影像学检查（胸部 X 线检查或 CT 扫描）的目的是识别术后并发症，以评估手术成功程度（图 11–4）。手术预后结果主要为术后短期或长期的临床症状改善及影像学检查提示的积液量减少 [1，12]。

五、 血管介入放射学手术

有多种介入放射学手术可应用于胸部脉管系统的病变。这些手术和操作主要集中在对于咯血、肺动静脉畸形、假性动脉瘤和上腔静脉阻塞综合征的治疗。常见的胸部血管介入手术主要包括支气管动脉栓塞治疗咯血和肺动静脉畸形的栓塞治疗。以下总结了支气管动脉栓塞治疗咯血和肺动静脉畸形的栓塞治疗 [1，12]。

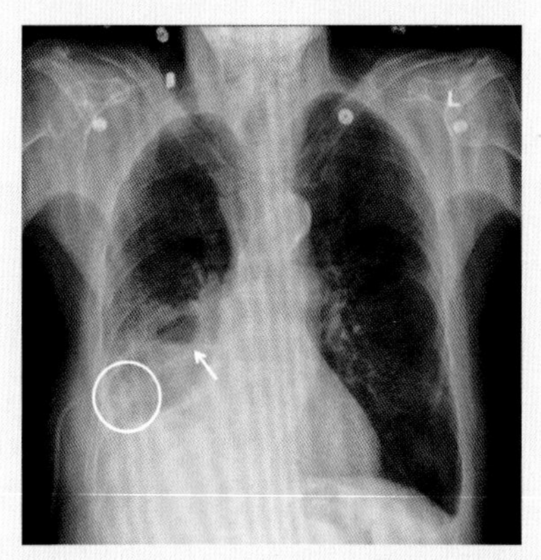

图 11–4 胸片提示患者右侧胸腔较大范围积气且积液，可见气液平面（箭头）和猪尾巴样导管影（圆圈）

（一）咯血和支气管动脉栓塞

咯血的定义是咯出来自下呼吸道的血液，可按咯血的量分为轻微（＜ 30 mL）、中至重度（30 ~ 300 mL）及重度（＞ 300 mL）三类。大咯血患者（24 小时咯血量＞ 300 mL）的死亡率极高，主要是由窒息和误吸导致的，出血的责任血管可大可小 [1，12，15-16]。

咯血的原因主要包括脓肿、慢性支气管炎、支气管扩张、肺炎、真菌感染和结核病。咯血也可由原发肿瘤或肺转移瘤诱发。咯血的血管源性病因主要包括肺血管炎、肺动静脉畸形和肺动脉瘤。而需要介入治疗的大咯血患者中有 90% 的出血来源于支气管动脉 [17]。

1. 术前影像学检查和诊断

支气管镜检查是诊断活动性出血和确定出血部位的一线检查手段。其他用于诊断和表征咯血的影像学检查方法主要包括胸部 X 线检查、CT、CT 血管造影术（CT angiography，CTA）及 DSA[1，12，15-16]。

胸部 X 线检查是评估和识别咯血患者的最初选择，可以帮助评估局灶性或弥漫性肺内受累，并识别潜在的实质和胸膜异常，但其敏感性非常低。支气管镜检查定位中至重度咯血病例的出血部位阳性率较轻度咯血患者高 [1，12，15-16]。

与支气管镜检查相比，CTA 在定位出血部位方面同样有效，并且 CTA 可以进一步检测可能引发患者咯血的病因是否为肿瘤或支气管扩张。CT 和 CTA 提供了一种全面评估肺实质、气道和胸腔血管的方法，相较于 DSA 能更详细和准确地描述胸腔内血管形态 [1，12，15-16]。

DSA 适用于包括 CTA 在内的其他影像学检查

仍无法明确的病变和尝试血管内治疗但失败的情况[1，12，15-16]。

只有 10.7% 的检查能检测到明显的出血或造影剂外溢[18]。只有在血管造影可以观测到异常迂曲增粗的支气管动脉（＞3 mm）的条件下，结合支气管镜检查、临床症状，以及观察到明显的出血或造影剂外溢，才能明确诊断或提高诊断的敏感性和特异性[18-19]。

2. 禁忌证

支气管动脉栓塞的禁忌证主要为造影剂相关禁忌证和血管造影操作相关禁忌证[1，12，15-16，19]。

· 未纠正的凝血功能障碍——可能的原因包括接受抗凝治疗、缺乏维生素 K，或其他情况，包括肝病、弥散性血管内凝血或血小板缺乏等。

· 肾功能异常——手术过程中须应用大量造影剂，可能诱发造影剂相关的肾毒性，患者在注射造影剂前应给予充分水化，避免脱水，存在造影剂过敏史的患者应在术前预防性应用激素或抗组胺药物。

3. 操作要点

在手术开始之前，需要进行基础的神经系统检查以评估基线状态。

· 在应用局部麻醉药和镇静状态下，进行胸主动脉造影，以发现诱发咯血的支气管动脉或其他责任动脉。

· 手术主要通过股动脉入路。

· 肱动脉入路可适用于较复杂的非支气管动脉引起咯血的患者[1，12，19-20]。

· 采用 5 F、5.5 F 或 6 F 的反曲或前曲导管通过股总动脉进入到胸主动脉和支气管动脉。

· 应用微导管于影像定位下可选择性进入支气管动脉，降低异位栓塞的风险[21]。

· 需要确保拟栓塞血管不存在脊髓动脉沟通，以降低脊髓栓塞的风险。

· 主要的栓塞材料包括明胶海绵、直径 350 ~ 500 μm 的聚乙烯醇颗粒及交联微球等。

4. 栓塞材料的选择

在血管介入手术中，选择合适的栓塞材料对于降低不必要的并发症（如异位栓塞）的发生率和死亡率至关重要[22]。

在临床上，不同的栓塞材料按照能持续阻塞血管的时间进行分类；其他分类方式主要包括以下几种。

· 材料的物理性质。

· 材料的自体性质和状态。

· 制备方式：生物合成或化学合成。

· 栓塞方式（化学或物理）。

常用栓塞材料主要包括以下 2 种类型。

· 临时性栓塞剂——数小时或数周内血管可再通[22]。

· 永久性栓塞剂——永久的、不能降解的栓塞材料[22]。

5. 结果

血管栓塞技术的成功定义为支气管动脉的完全栓塞，手术技术成功率＞90%（图 11-5）。基于术后症状的评估和临床随访，栓塞后的临床缓解率为 73% ~ 94%，临床失败通常是因为动脉造影时，技术经验不足或出血血管难以辨别。栓塞术后咯血的复发率很高，在长达 46 个月的随访期内，复发率为 10% ~ 55%，其取决于患者因素、技术因素或其他未知因素。由潜在感染（如曲霉菌感染或结核病）引起咯血患者再次咯血的风险明显升高[1，12，19-21]。

6. 并发症

手术风险主要为血管造影相关风险。

· 穿刺部位出血 / 淤血。

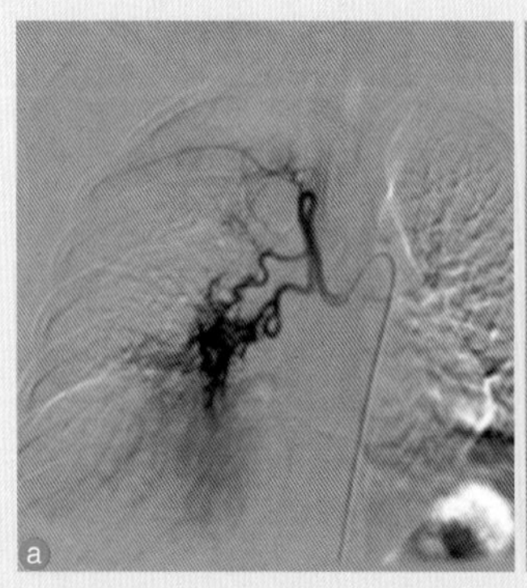

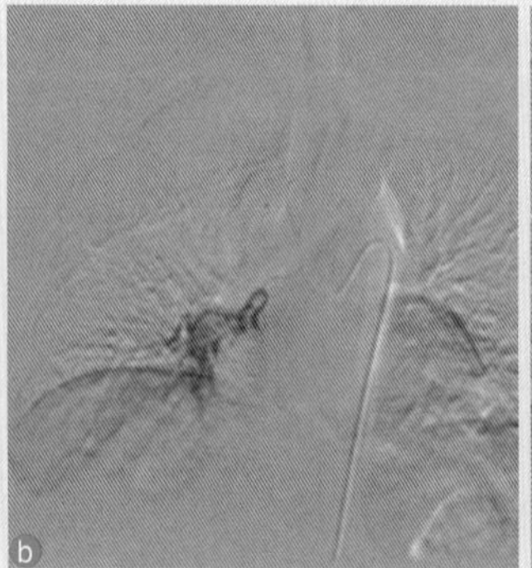

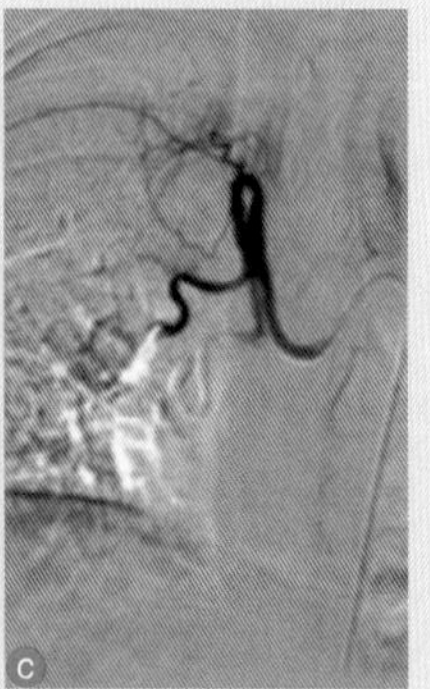

图 11-5　a. 造影显示右侧迂曲增粗的支气管动脉；b. 微导管置于右支气管动脉内；c. 血管造影显示栓塞终点

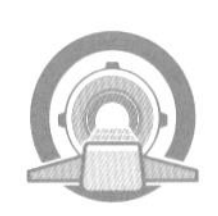

・穿刺部位感染。

・造影剂过敏反应。

・造影剂相关肾损伤。

・心肌梗死。

・卒中。

・血管损伤。

・死亡（极罕见）。

此外，手术存在出现栓塞相关并发症的风险。

・栓塞后综合征（胸膜炎性刺激诱发疼痛、发热、吞咽困难和白细胞增多，一般持续 5 ～ 7 天）。

・异位栓塞。

栓塞后综合征是以胸膜炎性疼痛、发热、吞咽困难和白细胞增多为主要特征的病症，一般持续 5 ～ 7 天，主要通过缓解症状进行治疗。异位栓塞是引起该并发症的常见原因，包括食管异位栓塞引起的短暂性吞咽困难（发生率为 1% ～ 18%）。胸痛是另一种常见的并发症，发生率为 24% ～ 91%。脊髓缺血引发的横贯性脊髓炎是一种非常严重的并发症，文献报道其发生率为 1.4% ～ 6.5%[1, 12, 19-21]。

7. 术后影像及随访

如患者在院期间出现并发症相关的临床症状，则需要随时行诊断性影像学检查（胸部 X 线或 CT 检查），随访时可能需要行支气管镜检查进行症状评估[1, 12, 19-21, 23]。

（二）肺动静脉畸形

肺动静脉畸形是肺动脉分支直接与引流肺静脉相连接，而没有相应的毛细血管床。部分肺动静脉畸形可能由多条供血动脉和多条引流静脉构成，可能形成血管网，其内或相连，或不相连。肺动静脉畸形主要是先天形成的，但也可能继发于肝硬化、感染、创伤或恶性肿瘤。大约 70% 的肺动静脉畸形患者为遗传性出血性毛细血管扩张症。肺动静脉畸形的形态可能会随着时间的推移而增大，如果不及时治疗，可能会导致严重并发症的发生率和死亡率显著增加。肺动静脉畸形为反常栓塞的潜在病因，因为其为心外右向左分流[1, 12, 24]。

1. 适应证

适应证主要包括[1, 12, 24]以下几种。

・缓解临床症状（由动脉瘤囊壁破裂或血管壁破裂引起的咯血及血胸、鼻出血、呼吸困难、充血性心力衰竭或突发性呼吸系统障碍）。

・纠正低氧血症。

・预防出血和反常栓塞等并发症。

・直径大于 3 mm 的供血动脉。

・肺动静脉畸形直径大于 2 cm。

未经治疗的肺动静脉畸形与卒中、短暂性脑缺血发作、脑脓肿、偏头痛、感染继发癫痫和右向左分流引起的非感染性栓子的形成有关[1, 12, 24]。

2. 操作要点

螺旋 CT 和三维重建广泛应用于评估肺动静脉畸形的脉管系统。须对所有的供血动脉均行选择性导管栓塞。普遍使用股静脉入路操作，将导管送至肺动脉及畸形供血血管内。术中主要应用的栓塞材料为弹簧圈，但既往研究也证实了可拆卸球囊和 PVA 颗粒在肺动静脉畸形栓塞中的应用[1, 12, 24]。

3. 结果

既往文献报道的肺动静脉畸形手术成功率为 98%，成功栓塞肺动静脉畸形后也可使右向左分流消退。20% ～ 40% 的患者需要多次手术干预。手术失败的主要原因是未能正确识别供血动脉或未发现残存的其余供血动脉。残存的供血动脉扩张或已栓塞的供血动脉再通可能导致栓塞失败[1, 12, 24]。

4. 术后影像学检查

肺动静脉畸形患者栓塞后再通率为 3% ～ 49%[25]。对于持续存在肺动静脉畸形相关临床症状的患者，如果怀疑血管再通或栓塞失败，建议行栓塞后影像学评估[25]。针对此类情况，CT 肺动脉造影已成为检查的“金标准”，其主要应用于术后的随访检查，特别是存在多种畸形使得在一次手术中无法处理所有病变的患者[25]。

5. 并发症

并发症包括[1, 12, 24]以下几种。

・栓塞后综合征。

・栓塞部位远端肺梗死。

・胸膜炎性疼痛。

・脓毒症。

・逆行性肺栓塞。

・反常栓塞。

・空气栓塞——变异性心绞痛、心动过缓、短暂性脑缺血发作和面部感觉异常。

（三）上腔静脉综合征

1. 概述

上腔静脉综合征（或称上腔静脉阻塞）是指上腔静脉因腔内阻塞或外源性压迫，导致静脉回流至右心受限的病症（图 11–6）。与上腔静脉综合征相关的症状可能包括呼吸困难、咳嗽及头颈面部和上半身或手臂的肿胀，更严重的症状可能包括呼吸急促、发绀、上半身静脉明显扩张、精神状态改变、嗜睡、晕厥及手臂和面部的明显水肿。如不接受治疗，可能导致死亡。上腔静脉综合征的病因可能是原发或继发肿瘤或淋巴结肿大压迫上腔静脉，中心静脉相关的良性狭窄、手术引起的狭窄 [12, 26]。上腔静脉综合征的非手术治疗主要包括放疗和化疗，介入治疗主要包括球囊扩张血管成形术及支架置入术，目前球囊扩张血管成形术及支架置入术已成为针对上腔静脉综合征的一线治疗方案 [12, 26]。

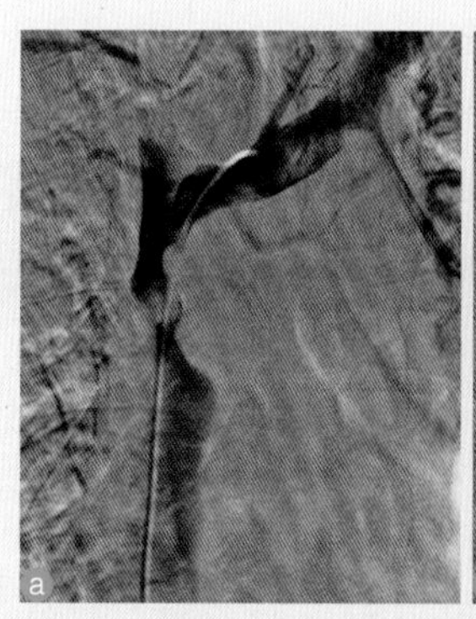
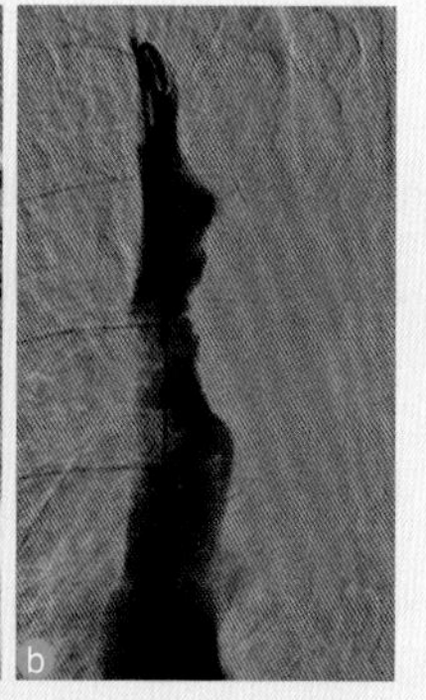

图 11–6　a. 导管位于左头臂静脉内；b. 导管位于左、右头臂静脉汇合处

2. 术前影像学检查

胸部 CT 扫描应用于初筛检查、恶性肿瘤的评估（包括转移和淋巴结受累），以及可能引起梗阻的解剖学改变。明确诊断后，术中应用静脉造影明确梗阻范围和严重程度。

3. 适应证和禁忌证

支架置入术具有见效快的优点，同时不影响胸部恶性肿瘤后续手术治疗，目前已成为上腔静脉综合征的一线治疗方案，在治疗时应考虑以下几点。

- 既往接受过最大辐射剂量的患者。
- 原发或继发肿瘤位于纵隔内。

相对禁忌证包括以下几种。

- 临终关怀状态的患者。
- 广泛的慢性静脉血栓形成。
- 肿瘤侵及静脉腔内。
- 上肢瘫痪。
- 无法进行 X 线透视或 DSA 造影。

绝对禁忌证包括难以控制的心功能障碍及凝血功能障碍。

4. 结果

上腔静脉综合征球囊扩张血管成形术及支架置入术的预后结果取决于介入术后腔内直径的改变和临床症状的缓解。在几项研究中，68% ~ 100% 由恶性肿瘤所致的上腔静脉综合征病例总体症状完全或部分缓解 [12]。一项深入研究评估了治疗后 72 小时内症状完全缓解的患者占比如下 [26]。

- 66% 的头痛患者。
- 81% 的颈静脉充血患者。
- 76% 在 DSA 下显示存在侧支静脉网的患者。
- 39% 的呼吸困难患者和 100% 的水肿患者。

支架置入术后患者的平均生存期为 6 个月 [26]。

5. 并发症

上腔静脉综合征支架置入术的并发症发生率非常低，其并发症可能包括 [26-27] 以下几种。

- 支架移位。
- 局部接触式溶栓引起的出血。
- 支架未完全张开。
- 支架内血栓形成。
- 肺栓塞。
- 血管穿孔或破裂。
- 感染。

参考文献

扫码查看

第12章

介入放射学在胃肠系统疾病中的应用

Anne-Sophie Fortier 和 Prasaanthan Gopee-Ramanan 编

刘行，方主亭 译

一、放射引导下胃造口术

经皮内镜胃造口术由 Gauderer 和 Ponsky 于 1979 年首次实施，第一例放射引导下胃造口术由加拿大外科医师 Preshaw 于 1981 年实施。荟萃分析比较胃造口术、经皮内镜胃造口术和放射引导下胃造口术的成功率分别为 100%、95.7% 和 99.2%[1]。

（一）适应证和禁忌证

1. 适应证

· 最常见的适应证是吞咽困难，77% 的患者继发于头颈部恶性肿瘤，18% 的患者继发于神经功能障碍 [2]。

· 头颈部放疗后继发的黏膜炎和吞咽困难。

· 对于囊性纤维化、脑积水等情况下的小儿患者，肠内营养可作为补充喂养途径。

2. 禁忌证

· 当 INR > 1.5 且血小板计数 < 50×10^9/L 时，不受控制 / 未经治疗的凝血系统疾病会增加内出血的风险。

· 应考虑免疫抑制会增加感染的风险。

· 曾施行手术导致结肠或其他脏器解剖结构紊乱。

（二）步骤

1. 术前准备

· 审查患者放射学图像及凝血指标，完善知情同意程序。

· 放置鼻胃管扩张胃内空气，口服碳酸氢钠泡腾剂是一种替代方法。

· 可使用局部麻醉或清醒镇静。

· 清醒镇静通常由盐酸咪达唑仑和枸橼酸芬太尼组成。

· 监测生命体征（血压、心率、呼吸频率、血氧饱和度）。

2. 操作要点

胃固定术使用 2 ~ 4 个“T”形紧固件，通过 18 G 针将其放入胃中，这降低了初始腹膜置管、胃瘘和管移位的风险，更容易更换移位的导管，从而减少了重复的放射引导下胃造口术。在胃底对应的体表区域进行皮肤切口（如果行胃固定术，则在“T”形固定件之间），并剥离皮下组织。用一根 18 G 的针刺穿胃，一根坚硬的导丝穿过针芯。取出针，扩张管腔，为导管做准备，理想情况下导管直径 > 2 F。导管的位置是灵活的（可根据导管类型及放射科医师的偏好变换位置），通过注射造影剂确认胃内定位。

3. 术后护理

· 患者应禁食 6 小时，然后通过导管进行肠内营养。

· 建议在喂食后定期冲洗导管以防堵管。如果发生堵管，可以用温水或碳酸水来清除堵塞。

二、胃空肠吻合术

胃空肠吻合术的开始与放射引导下胃造口术相似，但针尖朝向幽门。扭转导尿管以通过幽门进入十二指肠，然后导丝通过 Treitz 韧带。最后扩张通路，通过导丝引入一根 14 ~ 18 F 大小合适的导管，置于小肠近端。注入造影剂，通过透视确认定位（图 12–1、图 12–2）。

（一）从放射引导下胃造口术到胃空肠吻合术的转换

如果患者容易误吸和反流，放射引导下胃造口术可转为胃空肠吻合术。通过硬鞘或瘘管可将最初朝向胃底的放射引导下胃造口术转变为朝向幽门的角度。如果失败，可能须创建一个新的通路。最近，关于胃空肠吻合术置管微创技术的文献，强调了为适应不同患者群体应采用针对性的操作方法。对于儿科患者，通过腹腔镜和内镜直接观察胃的作用越来越大，这减少了患者的辐射暴露 [3]。

（二）放射引导下胃造口术和胃空肠吻合术的并发症

· 感染（吸入性肺炎、腹部脓肿、切口部位蜂窝织炎）。

· 出血。

· 导管异位 [2]。

· 导管相关性腹膜炎。

· 导管插入结肠（脾曲）导致腹泻和胃旁路营养。

· 胃空肠造瘘管空肠支逆行移入胃内导致误吸和隐蔽性胃喂养 [4]。

· 导管堵塞。

· 肠梗阻。

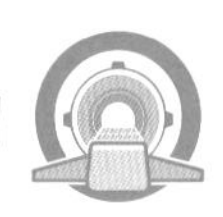

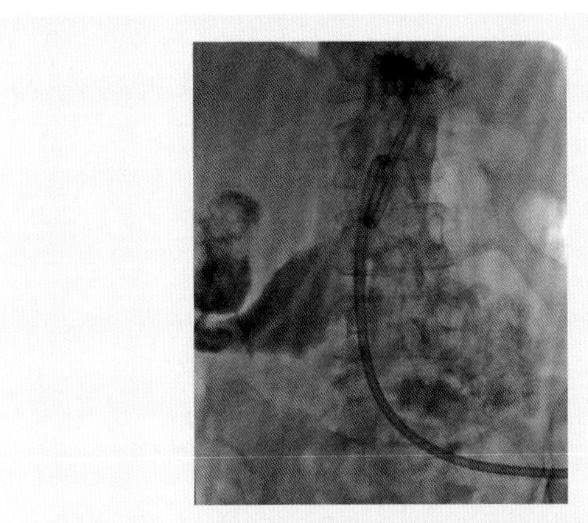

图 12-1　经皮放射学引导原位胃造瘘管植入术

三、　食管支架置入术

食管癌可引起恶性食管梗阻。在西方国家，食管和贲门下 1/3 腺癌的发病率日益上升。由食管腔外或腔内梗阻引起的吞咽困难是导致生活质量显著下降的原因，其可以通过插入自膨胀式金属支架或自膨胀式塑料支架来改善[5-6]。在清醒镇静（如咪达唑仑 1 ~ 5 mg）和通过鼻导管给氧 2 ~ 4 L 的情况下，自膨胀式金属支架可在内镜或透视引导下置入。

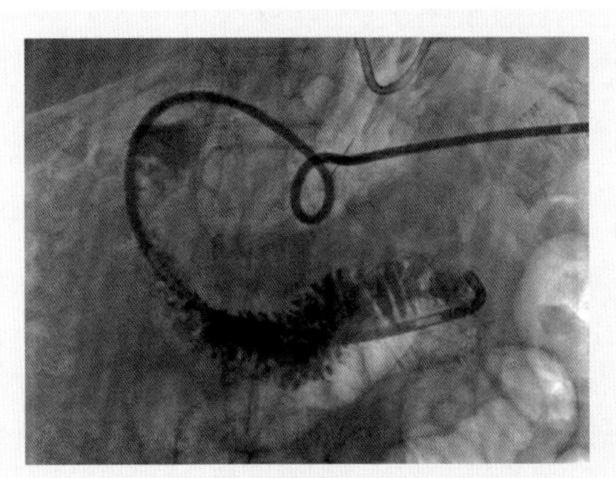

图 12-2　经皮胃空肠造口术

对于累及胃食管交界处的肿瘤，患者取俯卧位；对于累及食管近端狭窄的肿瘤，患者取左侧卧位。在亲水导丝引导下将 5 F 导管插入食管，直至狭窄的近端。然后取出导丝，通过导管注入 10 ~ 15 mL 水基造影剂。随后，重新插入亲水导丝以帮助解决狭窄，并允许再次注入一定量造影剂来明确狭窄的远端。在患者皮肤上放置不透射线的标记物可以帮助确定狭窄的长度和位置[1]。提前使胃内空气充盈，防止需要过量的造影剂来显示胃黏膜或肿瘤。最后取下亲水导丝换上硬导丝，保留硬导丝取出导管，硬导丝引导下引入支架释放器械。支架的位置应当超出狭窄远、近端 2 cm（图 12-3）[1]。

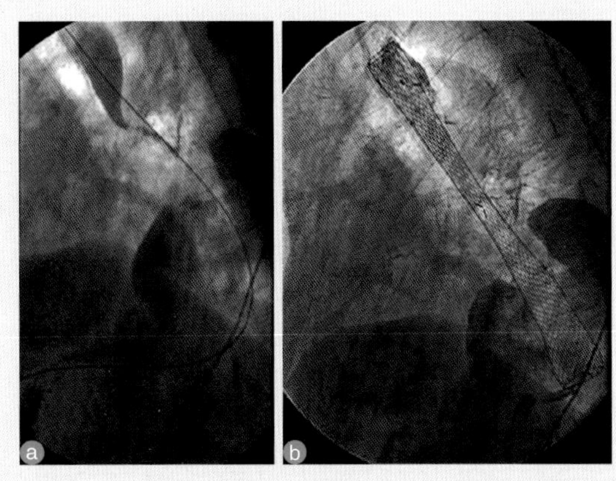

图 12-3　a. 透视下食管支架置入；b. 食管支架的最终位置（侧位图）

并发症

早期并发症并不常见，但 1/3 的患者会出现延迟并发症，高达 50% 的患者可能须再次干预[7]。早期并发症可发生在前 2 ~ 4 周。

- 胸痛。
- 发热。
- 出血。
- 胃食管反流病。
- 癔球症。
- 穿孔。
- 支架移位。

迟发性并发症发生在支架置入几个月后。

- 肿瘤蔓延侵及支架。
- 支架移位。
- 支架堵塞。
- 食管瘘的发展。
- 复发狭窄[8]。

支架移位是早期和延迟并发症中最常见的。放置重叠支架可以纠正部分移位。完全迁移的支架可根据支架类型、穿孔风险和患者症状通过内镜或手术移除[6]。食管支架未来可用于包括良性疾病的支架置入、术后预防胃食管反流及具有潜在的生物降解性[5-6]。

四、　结肠支架置入术

结肠支架置入术是一种针对结肠梗阻患者的紧急手术，其中 85% 的患者患有结直肠癌，而结直肠癌的发病率和死亡率都很高。无论是临时性的还是永久性的结肠造口术都会对患者的生活质量产生巨大的影响。结肠支架置入术可为直肠近端的晚期左结肠癌患者提供一种更简单、持久的姑息治疗方案 [9]。它也可以作为手术的桥接疗法，因为最近的文献显示与结肠切除术相比，它可以短期改善患者的预后，而没有长期的不良反应 [9-10]。透视引导下的结肠支架置入术更适用于左侧病变而不是右侧病变。准备工作包括预先进行水基造影剂灌肠以定位病变。

对于高度焦虑或不合作的患者，可以考虑使用咪达唑仑镇静，但在其他情况下通常是不必要的。预防性抗生素，如环丙沙星和甲硝唑可由医师自行决定使用 [9]。

患者取仰卧位或侧卧位。在亲水性硬导丝引导下引入导管并向前推进，从而穿过结肠阻塞段。一旦导管到达梗阻近端，透视下再次注射水溶性造影剂以评估穿孔的风险。如果需要定位，可以在表皮放置不透射线的物质进行标记。根据可视化的解剖结构确定支架的尺寸和输送系统，然后通过导丝引入支架部署系统（图 12–4）。放置支架的位置应距离梗阻近端和远端至少 2 cm[9]。

并发症

· 轻微的并发症包括轻至中度直肠出血、一过性肛门直肠疼痛、暂时性失禁和粪便嵌塞。

· 更严重的并发症包括穿孔、再阻塞、支架移位和支架断裂 [10-11]。

参考文献

扫码查看

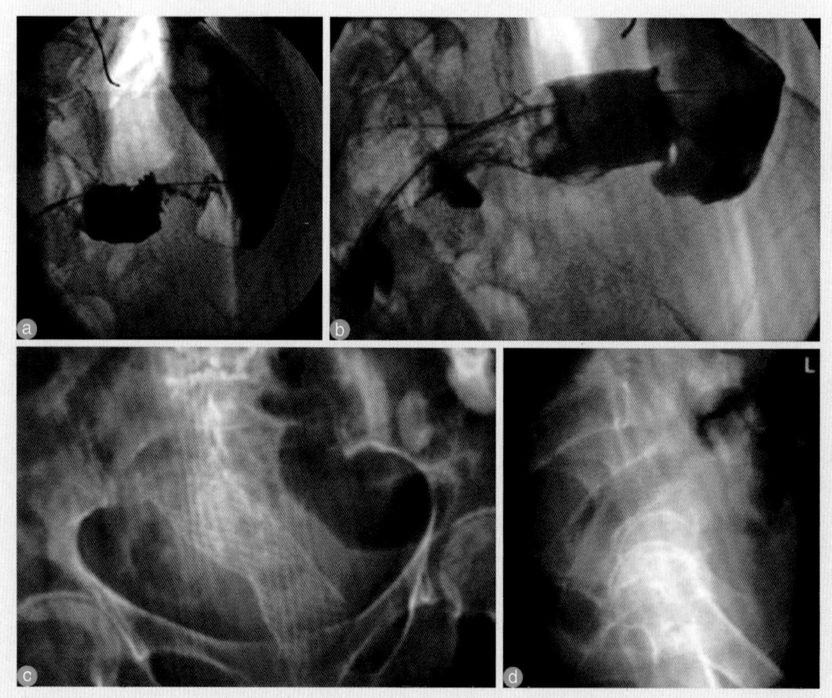

图 12–4　a. 可见结肠狭窄；b. 透视下放置结肠支架；c. 结肠支架最终位置的前后投影；d. 最终位置结肠支架侧位示意

第13章

介入放射学在肝胆胰疾病中的应用

Eva Liu 和 Prasaanthan Gopee-Ramanan　编
吴少杰，方主亭　译

一、 肝活检

影像引导的肝活检用于获取影像学上发现的病变组织标本并进行病理诊断。肝活检主要用于明确诊断、确定疾病分期、判断预后和指导治疗。无合适穿刺路径、凝血功能异常或患者无法配合是活检的禁忌证。最常见的肝活检是经皮穿刺活检，其在超声或CT引导下，用细针穿刺以获取少量组织样本进行活检。

（一）患者准备

患者的准备工作如下。

· 取得知情同意，确保患者有拒绝的权利。

· 检查和纠正（必要时）凝血功能。输血指征参考目标值：红细胞比容 ≥ 25%，血小板计数 > 50×10^9/L，纤维蛋白原 > 120 mg/dL。

· 确保术前禁食至少2小时。

（二）肝活检的并发症

· 出血。

· 动静脉瘘形成。

· 感染。

· 胆汁性脓毒血症。

（三）术后护理

术后护理主要取决于以下几点。

· 患者的一般情况。

· 活检的部位。

· 发生的并发症。

· 凝血功能。

一般情况下，前1小时每15分钟监测生命体征1次，后续2小时每30分钟监测1次，之后每2小时监测1次，直至可出院为止。按需使用镇痛药。通常情况下，建议患者卧床休息2 ~ 3小时，同时监测生命体征。

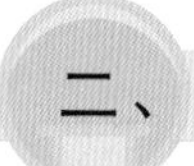

二、 经皮胆管引流术和支架置入术

（一）适应证和禁忌证

1. 适应证（图13-1）

· 由恶性或良性胆管狭窄引起的梗阻性黄疸，无法进行经内镜逆行性胰胆管造影术（endoscopic retrograde cholangio-pancreatography，ERCP）或外科手术的胆管炎。

2. 禁忌证

· 腹腔积液是相对禁忌证。

（二）操作要点

根据具体病情给予单剂预防性抗生素。在透视或超声引导下，通过腋中线第10肋上方的肋间隙局部浸润麻醉穿刺进入肝包膜。透视下使用千叶针（22 G）朝胸骨方向穿刺进针直至椎体横突水平。拔除针芯，逐步退针并缓慢注射造影剂，一旦到达肝内胆管，就可见胆汁流出及胆管显影。明确胆管位置后，引入导丝至胆总管，退出千叶针，在导丝引导下导入NESS套件。将亲水性导丝通过NESS套件引入肝内胆管进入胆总管。更换6 ~ 8 F的鞘，注射造影剂以显示狭窄部位。5 Fr Kumpe（Cook）导管配合导丝进入胆总管并通过狭窄段，将亲水导丝换为Amplatz导丝并进行扩张。置入内/外胆管引流管或置入胆管支架[1]。

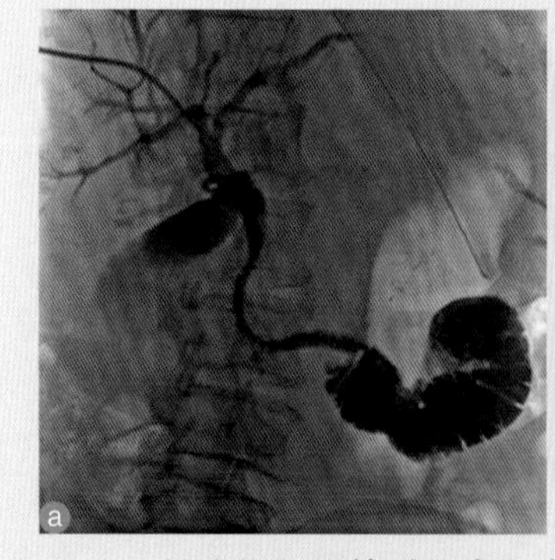

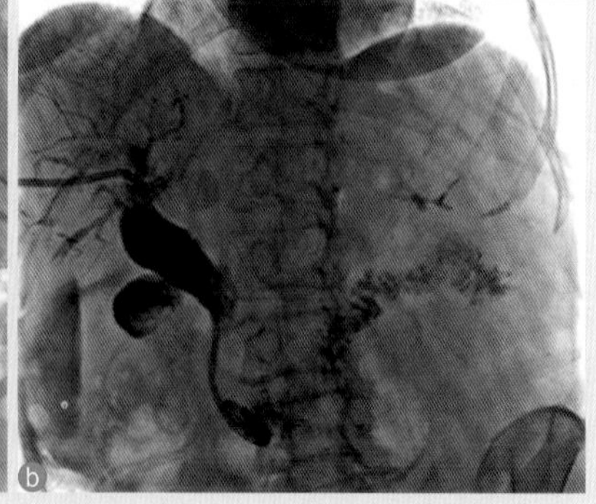

图13-1 a. 经皮经肝胆管引流术和支架置入术；b. 经皮经肝胆管内/外引流术

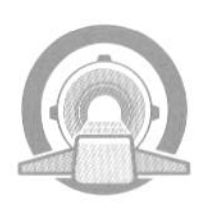

（三）并发症

· 出血。
· 胆汁性腹膜炎。
· 脓毒血症。

三、 胆囊造口引流术

经皮胆囊造口引流术通常是在透视下和（或）超声引导下行胆囊减压（图 13–2），用于缓解急性胆囊炎的症状和炎症反应，是高危患者桥接行胆囊切除的有效治疗手段[2]。其操作步骤类似于前述的经皮胆管引流术和胆道支架置入术。根据患者的病情和解剖差异，可以选择经肝或经腹膜腔两种不同的穿刺路径。经肝入路穿刺操作应注意避免损伤肺、胸膜或肋骨下缘的神经血管束。经腹腔入路穿刺操作，可以使用“T”形固定件将胆囊锚定于腹壁，特别是预计随着时间的推移，胆囊压力下降可能造成胆囊和引流管移位的患者。操作最后进行胆囊造影确保引流管引流通畅[2]。

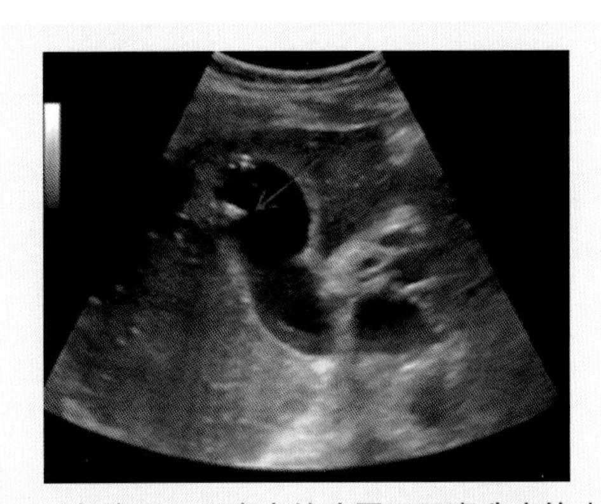

图 13–2　超声显示胆囊内的猪尾巴胆囊造瘘管（箭头）

四、 经导管动脉化疗栓塞术

（一）临床背景

肝细胞癌（hepatocellular carcinoma，HCC）是最常见的肝原发恶性肿瘤，也是世界上第六大最常见的恶性肿瘤。主要的危险因素包括乙型 / 丙型肝炎病毒感染、酒精性肝损伤、非酒精性脂肪性肝炎和暴露于黄曲霉毒素 B_1。经导管动脉化疗栓塞术（transarterial chemoembolization，TACE）的治疗基础是诱导肿瘤床缺血，增加对化疗药物的敏感性或反应性，如索拉非尼。

（二）诊断

目前，肝细胞癌筛查的“金标准”包括肝细胞癌肿瘤标志物甲胎蛋白（alphafetoprotein，AFP）和基于成本 – 效益的超声检查[3]。甲胎蛋白超过 400 ng/mL（正常＜ 10 ng/mL）的肝细胞癌阳性预测值为 95%[4]。如果发现可疑（＜ 1 cm）的结节，美国肝病研究协会（American Association for the Study of Liver Diseases，AASLD）建议每 3 个月超声随访，直至病变稳定或增大、性质明确[5]。

（三）分期

TNM 肿瘤分期被广泛应用于可手术切除或移植患者的预后指导[5-7]。美国肝胆胰协会 / 美国癌症联合委员会（American Hepato-Pancreato-Biliary Association/ American Joint Committee on Cancer，AHPBA/ AJCC）2010 年共识声明建议对非手术候选的进展期肝癌患者使用巴塞罗那临床肝癌（Barcelona Clinic Liver Cancer，BCLC）分期系统（图 13–3）[8]。肝影像报告及数据系统（Liver Imaging and Reporting Data System，LI-RADS）旨在力求通过放射学标准化影像报告，指导肝细胞癌诊断和分期[10]。

（四）治疗方案选择

目前在介入放射学中对肝细胞癌的治疗方法如下。

· TACE。
· 射频消融。
· 冷冻消融。

由于肿瘤的异质性和肝的基础疾病不同，肝细胞癌的治疗决策通常比较复杂，需要由肝病学专家、介入放射学专家、肿瘤内科学专家和肿瘤外科学专家组成的多学科团队的参与。

（五）TACE

TACE 包括注射一种细胞毒性药物（如阿霉素）与不透 X 射线的乳剂及栓塞剂（请参阅第 9 章）[11]。TACE 是目前中期肝细胞癌的标准疗法，可用于治疗不符合切除标准的患者，亦可作为移植手术的桥接手段。药物洗脱微球（drug-eluting beads，DEB）是一种加载细胞毒性药物的栓塞微球，能够持续释放细胞毒性药物。尽管 DEB-TACE 有发展前景，但随机对照试验在患者生存期、肿瘤反应和安全性方面与传统

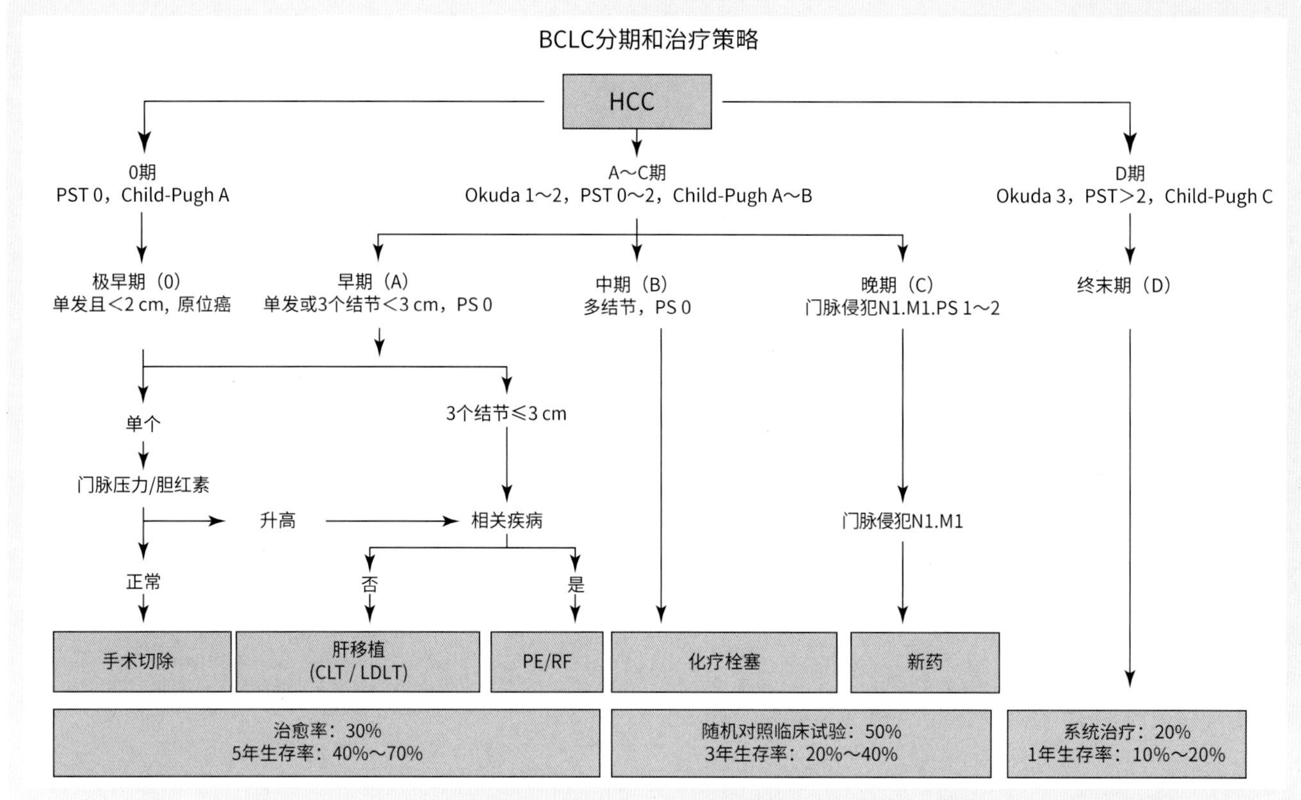

PST：体力状况评分；CLT：常规肝移植；LDLT：活体肝移植；PE：无水乙醇；RF：消融治疗。

图 13–3　BCLC 分期和治疗策略 [8-9]

TACE 相比未能显示出优势 [11]。近期的对照研究显示，直径＜ 7 cm 的肝细胞癌患者接受 TACE- 射频消融联合治疗比单独使用射频消融显示出生存方面的获益 [12]。治疗分配、肿瘤大小和肿瘤数量是影响总生存期的重要预后因素，而治疗分配和肿瘤数量是影响无复发生存期的重要预后因素 [12]。

（六）禁忌证

1. 绝对禁忌证 [13-14]

· 失代偿期肝硬化（Child-Pugh B 级或以上），包括黄疸、出现临床症状的肝性脑病、难治性腹腔积液、肝肾综合征。

· 双叶广泛的大面积肿瘤。

· 严重的门脉血流减少（如非肿瘤性的门静脉阻塞或离肝血流）。

· 肝动脉内治疗相关的技术禁忌证（如无法处理的动静脉瘘）。

· 肾功能不全（肌酐 ≥ 2 mg/dL 或肌酐清除率≤ 30 mL/min）。

2. 相对禁忌证 [13-14]

· 肿瘤直径＞ 10 cm。

· 合并器官功能障碍。

· 活动性心血管疾病。

· 活动性肺部疾病。

· 未经治疗的高出血风险的食管 – 胃底静脉曲张。

· 胆管梗阻，由支架或手术导致的十二指肠乳头功能不全。

（七）常用的栓塞材料

临时性栓塞材料包括明胶海绵；永久性栓塞材料包括颗粒（如 PVA）、不锈钢弹簧圈和液体栓塞材料（如胶、Onyx）。

（八）疗效分析

TACE 可延长患者的中位生存期至 16 ~ 20 个月 [15]，使用 DEB 能够改善 TACE 的药代动力学，并减少全身药物的暴露 [15]。DEB-TACE 联合治疗是目前的研究热点 [15]。

（九）并发症

· 穿刺部位损伤。

· 肝动脉损伤。

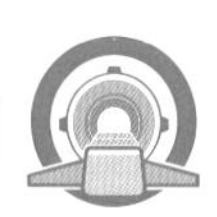

· 肺栓塞。

（十）术前影像评估

· 肝的 CT 或 MRI 三期扫描成像。
· 必要时增加额外扫描图像，以排除肝外疾病[15]。

（十一）放射性栓塞术

介入肿瘤学是介入放射学的分支，旨在寻求更优的肝定向疗法，用于治疗不可切除的原发性或继发性肝肿瘤、结直肠癌和神经内分泌肿瘤。放射性栓塞术使用含有放射性钇 90 的非栓塞性玻璃或树脂微球。在透视引导下，进入肿瘤供血动脉后缓慢注射微球并间断注射造影剂和灭菌注射用水[16]。虽然目前没有随机对照试验比较放射性栓塞术与 TACE 或 DEB-TACE 的差异，但相关文献对比显示放射性栓塞术[17]可降低毒性反应，并且有更大的生存获益的趋势。放射性栓塞术同时也更适合多发病灶的患者。目前放射性栓塞术之前或之后联合射频消融的相关研究正在积极探索中。

值得一提的是，近期有更多关于钇 90 和肝细胞癌的最新试验结果面世。Woerner 和 Johnson[18] 于 2022 年发表了一篇放射性栓塞术在肿瘤不同分期的治疗目标及思考的相关报道。

Fiorentini 等[19] 于 2020 年也发表了一篇关于伊立替康洗脱微球（irinotecan-loaded drug-eluting bead，DEBIRI）用于治疗对化疗或免疫疗法无应答，也无法手术切除的播散性结直肠癌的最新进展的报告。

参考文献

扫码查看

第14章

介入放射学在泌尿生殖系统疾病中的应用

Ibrahim Mohammad Nadeem，Ruqqiyah Rana 和 Prasaanthan Gopee-Ramanan　编

唐仪，方主亭　译

一、 肾穿刺活检

根据术者操作习惯和患者自身条件，在超声或CT影像引导下，经皮肾穿刺活检术是取得和明确肾组织形态病理学诊断的精准和可靠的方法，是肾实质性疾病诊断的“金标准”。在影像引导下经皮肾穿刺活检的替代方法是经颈静脉肾穿刺活检。

（一）适应证和禁忌证

1. 适应证

· 不明原因的肾衰竭。
· 肾病综合征。
· 肾小球肾炎。
· 在影像学诊断上无特征的局灶性病变。
· 肾移植排斥反应。

2. 禁忌证

· 不可纠正的凝血功能障碍。
· 萎缩。
· 肾受损。
· 多囊肾的肾功能不全。
· 相对出血体质。
· 高血压控制欠佳。
· 肾盂肾炎。
· 病态肥胖。
· 腹腔积液。
· 任何活检的其他一般禁忌证也适用。

（二）患者准备

· 签署知情同意书。
· 检查凝血功能，当凝血功能异常时须进行纠正。
· 术前禁食至少2小时。

（三）操作要点

在超声或CT引导下，患者取俯卧位，选择肾上极或下极作为活检穿刺区域。从皮肤到肾包膜注射局部麻醉药物，在超声引导下选用18 G穿刺活检针进入穿刺肾目标区域，取2 ~ 3块组织条。局部压迫穿刺点几分钟，然后监测血压。

肾实质性占位的穿刺活检主要是为了进一步评估和诊断肾肿瘤，其属于靶向组织活检。靶向组织活检不同于非靶向组织活检，在影像学上有一个或多个散在的明确靶病变。非靶向活检从肾实质内的任何部位提取组织，用于定性诊断，明确影响肾功能弥漫性病变的病因。

（四）并发症

· 最常见的并发症是出血，在肾活检中，表现为长达24小时的血尿。严重出血须采取积极措施，包括肾切除术，其发生率不到1%。

· 其他并发症包括感染、动静瘘、气胸或邻近脏器损伤。

（五）术后护理

术后护理取决于以下几点。

· 患者病情的性质。
· 穿刺点的观察。
· 并发症的观察。
· 凝血功能。

通常术后1小时内每15分钟监测生命体征1次。后续2小时内每30分钟监测1次。之后每2小时监测1次，直到认为未发生并发症可以停止监测。必要时予镇痛。

二、 经颈静脉肾穿刺活检

经颈静脉肾穿刺活检通常在无法经皮肾穿刺活检或禁忌的情况下进行。目前，只有几家医学中心能开展这个项目。

（一）适应证

经颈静脉肾穿刺活检代替经皮肾穿刺活检最常见的适应证如下。

· 肋下肾。
· 病态肥胖。
· 慢性阻塞性肺疾病伴体位性残疾。
· 腹膜后肿瘤。
· 不可纠正的凝血功能障碍。
· 血小板减少症。
· 单肾患者。
· 其他未指明的经皮穿刺困难 / 失败。

（二）操作要点

应遵循以下步骤。

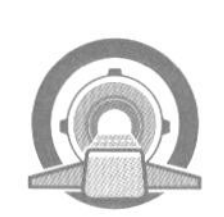

· 患者取仰卧位，超声评估颈内静脉是否通畅。

· 在超声引导下，用 18 G 针头穿刺右颈内静脉，插入 7 F 或 9 F 血管鞘。

· 在透视引导下，将亲水性多功能导管送入下腔静脉，导入右肾静脉。经颈静脉肾活检针注入生理盐水并向下插入导管。

· 所有活检均采用经颈静脉肾活检装置进行。每位患者取 3 块组织条。样本在提取时，由肾病专家评估，以确保有足够数量的标本，能完成肾小球的病理诊断。

· 取下器械，局部按压穿刺点，然后监测血压。

（三）术后护理

所有患者返回病房进行常规 24 小时内卧床休息和血流动力学观察。一般来说，术后 2 小时内每 15 分钟监测 1 次生命体征，后续 4 小时内每 30 分钟监测 1 次，然后每小时监测 1 次。术后 3 小时及术后第 3 天复查超声随访。

（四）并发症 [1]

· 疼痛。

· 显微镜下血尿。

· 颈静脉穿刺点出血。

· 无症状肾周血肿。

· 肾盂破裂需要输血。

三、　经皮肾造口引流术

在急性输尿管梗阻中，几种病因可导致输尿管顺行蠕动功能障碍，从而阻止尿液从肾排入膀胱。尿潴留增加脓毒症的风险。经皮肾造口引流是一种有效的紧急措施，可以缓解肾集合系统阻塞（肾集合系统主要包括肾盂、肾盏）。超声引导下将套管针插入扩张程度最大的肾盂（通常为中下极肾盂），并使用造影剂行透视检查进行确认。抽吸尿液送检，用于细菌培养和药敏试验。在连续扩张后，将引流导管插入肾盂并外固定，连接引流袋。经皮肾造口引流术并发症的死亡率较低，为 0.046% ~ 0.300%[2]。

（一）临床背景

输尿管的顺行蠕动将肾的尿液排入膀胱。放射性损伤、手术、炎症和恶性肿瘤可压迫和阻碍这种尿液排泄，导致急性输尿管梗阻 [3]，肾集合系统中的尿潴留容易导致败血症。经皮肾造口引流术治疗肾积水的历史可以追溯到 1955 年，它作为一种紧急措施对肾集合系统阻塞的减压特别有效 [4]。

（二）适应证和禁忌证

1. 适应证

· 急性梗阻性尿路病变。

2. 禁忌证

· 血流动力学不稳定。

· 凝血功能异常。

（三）术前准备

· 仔细阅片，行凝血检查，并获得患者的知情同意。

· 此外，应确保 INR < 1.5，血小板计数 > 50 000/mm^3 [5]，对造影剂过敏的患者，术前应按科室应急方案预先处理。

· 确保血流动力学稳定，静脉输液、应用抗生素和血管活性药物可实现血流动力学稳定 [6]。

· 严重脓毒症患者可能需要麻醉，以确保血流动力学的稳定性。

· 确保患者为禁食状态（nothing by mouth，NPO），并阅读既往影像学（超声、CT 等）资料，并制定手术方案，预估并发症，避免周围脏器的损伤。

（四）操作要点

患者俯卧在操作台上，手术侧靠近介入操作术者。为了使穿刺针头沿 Brodel 线（无血管区）运动，应放置一个小枕头或定位楔子，使患者形成 20° ~ 30° 的夹角，朝向介入操作术者 [5, 7]。超声定位后，从下胸到髂骨区域使用已配制好的氯己定溶液消毒。局部麻醉使用 10 mL 1% 的利多卡因。

超声引导下将套管针（Chiba 针）沿第 12 肋骨下方插入扩张程度最大的肾盏，以避免气胸或脓胸等并发症 [7]。确认针头放置在肾盂，取出内芯，抽吸少许尿液送检，用于细菌培养和药敏检查（如果已知尿脓毒症）。

在肾集合系统初始减压后，在透视下将 1 ∶ 1 稀释的水溶性造影剂注入肾盂。将导丝引入采集系统后，取出针，沿导丝引入 Ness 套件。使用 6 F 和 8 F 扩张鞘对 8 F 引流道进行连续扩张。当有化脓时，可考虑使用 10 F 或 12 F 引流管，同时给予 10 F 和 12 F 扩张鞘进行预扩引流道[5,7]。在透视下通过注射造影剂确认引流导管末端猪尾巴的定位。然后将引流导管固定，并接上引流袋。

（五）术后护理

· 按照程序，监测生命体征，合并感染的情况下给予抗感染治疗。

· 术后第 1 天和第 2 天，监测生命体征、白细胞、肾造瘘管引流量和尿量，并检查尿细菌培养结果。可用 10 mL 生理盐水冲洗维持导管通畅。

· 肾集合系统内的出血和血肿，不需要对导管进行特殊管理[7]。如果出现大量出血，则可以通过导管注射造影剂来评估肾血管受累或假性动脉瘤形成。

（六）并发症

并发症的死亡率较低，为 0.046% ~ 0.300%[2]。

· 短暂的血尿，将在 48 ~ 72 小时内停止。肾集合系统中较大的血块可能会被尿液中的尿激酶分解，但术后的几天内应监测红细胞比容和生命体征。

· 经引流，输尿管内压力下降后未经抗感染治疗的患者脓毒血症的发生率为 2.5%，肾盂肾炎患者的脓毒症发生率甚至高达 10 倍[7]。术后脓毒症可预防性使用抗生素，注射造影剂前应抽吸尿液，肾集合系统降压后缓慢注射造影剂，选择较细的导丝，操作时应轻柔。术后严密的监测是关键。

· 其他可能发生的并发症是针头插入时对肝、脾、胸膜或结肠的损伤。

四、输尿管支架置入术

经皮顺行放置内 / 外肾输尿管支架允许从肾盂内外引流尿液（图 14-1、图 14-2）。在外部，如果有阻碍尿液向膀胱内引流的障碍物，则引流段可连接重力引流。否则，这个外段可以封管但留在原位，从而允许输尿管和膀胱内部填充，但如果需要，可以选择冲洗支架或恢复外部重力引流[8]。经皮顺行放置内 / 外肾输尿管支架的适应证包括良性或恶性梗阻，结合体外冲击波碎石术，维持输尿管通畅，同时允许术后愈合（从而防止狭窄形成）[9]。

（一）操作要点

手术从肾造影开始。根据病理情况，可以决定首先进行经皮肾造口术减压后，将其转换为经皮顺行内 / 外肾输尿管植入术。

在清醒的镇静状态下，给予单剂量的抗生素后，患者取俯卧位，通过 Brodel 线进入肾脏，就像经皮肾造口术一样。将标准导丝顺行插入肾盂，进入输尿管，经导丝引入导管。透视下使用水溶性造影剂进一步确认。然后将标准导丝换成亲水导丝，并通过病变段。通过造影剂确认导管远端尖端已到达输尿管膀胱连接处，再次将亲水导丝更换为加硬导丝，引入支架装置并准确释放支架。在梗阻较严重时，可以使用球囊导管扩张狭窄段。支架释放后，在透视下注射造影剂确认引流通畅。如果在手术过程中发现出血和引流管中有血块形成，术后须留置肾造瘘管 24 ~ 48 小时。

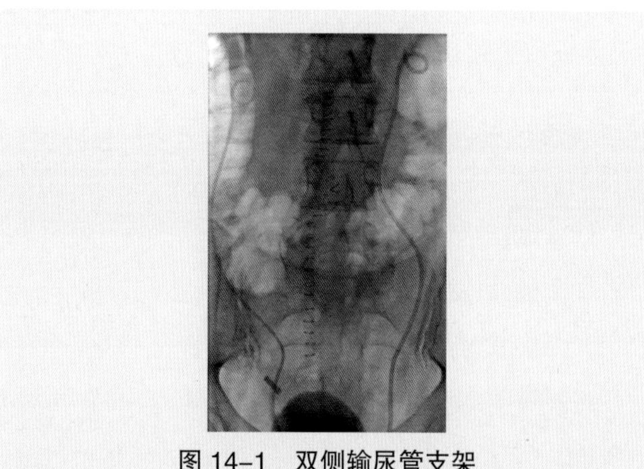

图 14-1　双侧输尿管支架

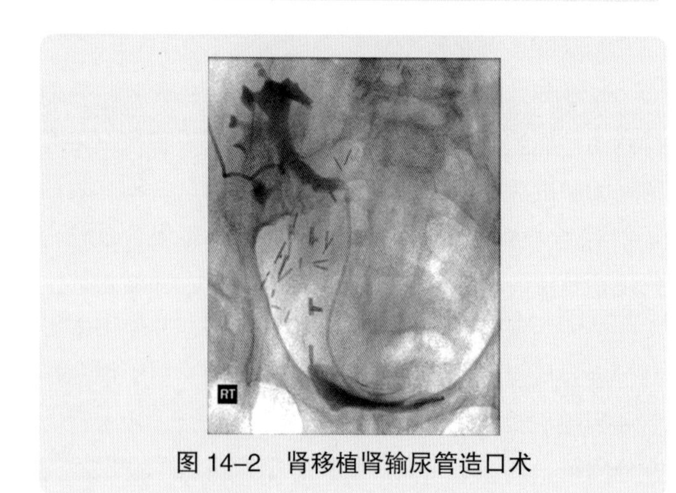

图 14-2　肾移植肾输尿管造口术

（二）并发症

1. 常见的并发症

· 膀胱刺激性症状。

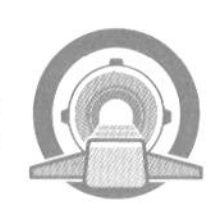

· 腰部疼痛。

· 感染。

· 血尿。

· 支架移位，或疗效下降。

2. 不常见的并发症

· 支架断裂或输尿管损伤[8-9]。

五、　耻骨上置管术

耻骨上置管术也称为耻骨上膀胱造口术，适用于尿路梗阻，但经尿道置管是禁忌（如尿道破裂）或技术上不可行。为了安全进入膀胱，应该对膀胱进行扩张（未扩张的膀胱有经腹腔进入和肠损伤的风险）。

（一）操作要点

· 患者取仰卧位，局部麻醉后，20 G 脊髓穿刺针在耻骨上进针。

· 在超声引导下插入 18 G 或 19 G 鞘针，超硬导管从腔内进入膀胱。

· 一旦导丝在膀胱内卷曲较长时，须行尿道的连续扩张。

· 然后将比最后使用的 Foley 或猪尾巴引流导管大 2 F 的剥离护套插入导管。

· 一旦插入 Foley 或猪尾巴引流管，则用 7 ~ 10 mL 无菌水扩张气囊，并去除可剥离的护套。

（二）并发症

· 血尿。

· 皮肤感染。

· 肠穿孔或内脏器官损伤。

· 反复尿路感染。

六、　肾动脉血管成形术和支架置入术

肾动脉狭窄（renal artery stenosis，RAS）是继发性高血压最常见的病因，90% 以上由动脉粥样硬化引起，其余主要由纤维肌肉发育不良引起[10]。经皮血管成形术和支架置入术是治疗肾动脉狭窄的一种选择，在降低血压和保持肾功能方面效果良好（图 14-3、图 14-4）。肾动脉狭窄单纯球囊血管成形术治疗效果较差，因此球囊可扩张支架置入术是首选[11]。

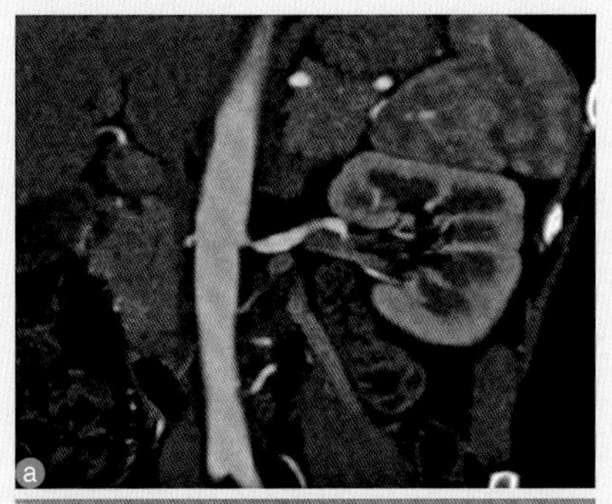

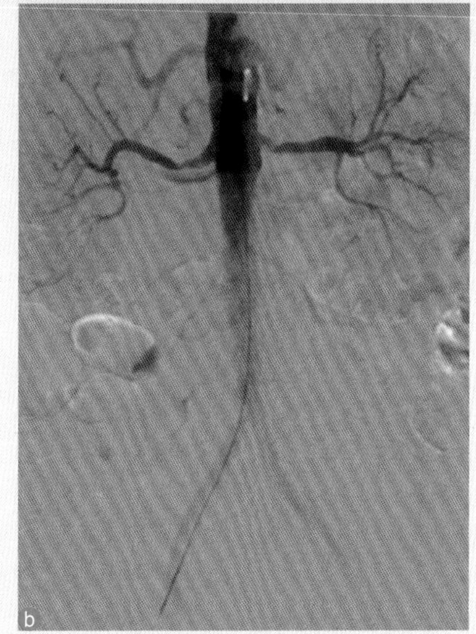

图 14-3　a.CT 血管造影显示左侧肾动脉狭窄；b. 血管造影显示双侧肾动脉狭窄

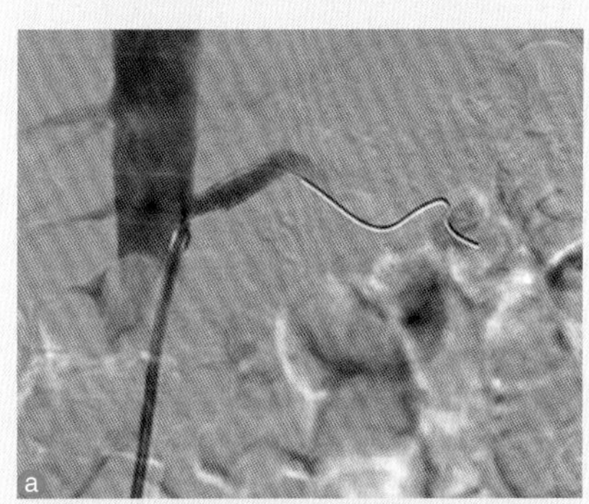

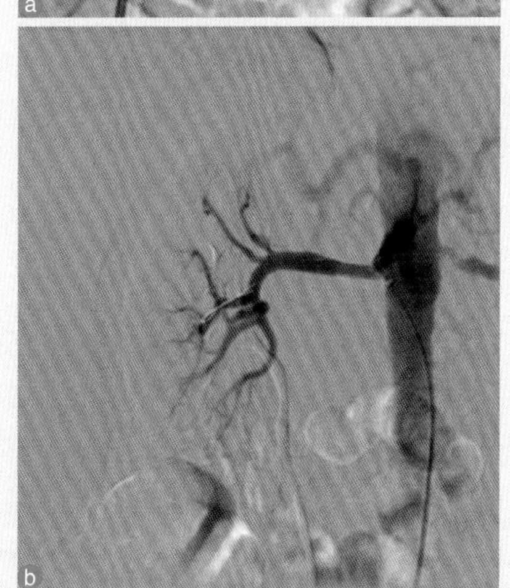

图 14-4　a. 左侧肾动脉狭窄血管成形术和支架置入术后；b. 血管造影显示右侧肾动脉狭窄支架置入术后

（一）禁忌证

· 肾动脉细小分支血管疾病。
· 肾尺寸＜ 7 cm。
· 不配合的患者。
· 狭窄长度超过 2 cm。
· 肾内部血管性疾病 [11]。

（二）并发症

一般来说，技术成功率为 80% ~ 99%[12]。并发症包括以下几种。

· 肾动脉夹层。
· 肾动脉断裂。
· 血栓形成。
· 栓塞 [11]。

尽管小型回顾性研究显示，肾动脉血管成形术和支架置入术对患者有一定的益处，但迄今为止，基于已发表的随机对照试验，缺乏强有力的证据支持肾动脉狭窄血供重建优于药物治疗 [13-14]。

肾动脉粥样硬化病变的心血管结局试验是最近研究血管内治疗与药物治疗对肾动脉狭窄作用的试验，它基本上得出结论，在减少肾动脉狭窄患者严重临床不良事件方面，肾动脉支架置入术与最佳药物治疗相比没有优势。这与美国心脏病学会和美国心脏协会的指南一致，建议肾动脉支架置入术是以下患者的合理选择：严重动脉粥样硬化性肾动脉狭窄（肾动脉狭窄＞ 70% 或血流动力学确认病变严重程度的 50% ~ 70% 狭窄）、顽固性或控制失败的高血压、三种联合降压药物（其中一种是利尿剂）治疗后失败的患者和药物不耐受的高血压患者 [15-16]。

七、 前列腺动脉栓塞

前列腺动脉栓塞治疗良性前列腺增生作为替代“金标准”是经尿道前列腺切除术的主要方案，其前景良好 [17-19]。患者的选择和技术的熟练程度被认为是临床疗效的关键因素 [17]。由于前列腺血管解剖结构的复杂性，以及老年患者动脉粥样硬化、血管较细小和合并其他脏器功能不全的并发症，所以必须由经验丰富的介入放射科医师进行该手术 [17]。术前给予单剂量环丙沙星，7 天疗程。

· 含有碘造影剂和生理盐水的混合物填充 Foley 球囊，可以更好地显示前列腺和周围血管，避免周围脏器反常栓塞。

· 首先通过髂内动脉造影确定前列腺关键动脉，DSA 机器具有在路图引导下超选择功能。

· 选择合适的栓塞剂，与碘造影剂混合，在透视下缓慢低压推注。

· 栓塞程序需要 10 ~ 15 分钟。根据血管的解剖结构特点，当造影剂淤积时，需要进行重复血管造影，以寻找其他供应动脉。一般来说，没有明显的不良反应。

· 手术成功体现在下尿路症状随着时间的推移而改善 [17-19]。

证据还支持在晚期前列腺癌患者进行姑息性放疗之前，为有出血症状的患者早期提供前列腺动脉栓塞治疗。在进行随机对照研究之前，进一步的研究已经开展以阐明安慰剂与前列腺动脉栓塞治疗良性前列腺增生真正有益的作用，并建立了安全性和有效性研究。在 2022 年 2 月进行的新兴研究证实了其安全性和有效性，并表明对不接受手术或有手术禁忌的患者有益 [20]。

第15章

血液透析通路

Ruqqiyah Rana 和 Lazar Milovanovic　编

殷敏毅　译

一、背景

用于某些特殊患者的血液透析通路方法的选择取决于许多因素，包括以下几点。

· 透析适应证。

· 透析治疗的急迫性。

· 患者先前的医疗状况和临床背景。

· 全面的临床评估。

应通过临床检查和超声及透析过程中的功能定期评估透析通路功能障碍。应将有流速降低或功能障碍迹象的病例转诊至影像中心，通过瘘管造影来对透析通路问题进行分类。

血液透析通路的常见并发症可能包括动静脉瘘（arteriovenous fistula，AVF）不成熟、静脉狭窄、感染及支架、移植物或通路内血栓形成。有许多可用于透析通路修复的经皮干预措施，包括球囊血管成形术、药物溶栓和机械血栓切除术。

二、重要定义

为了有效地描述透析通道的通畅性、并发症和干预措施，医疗保健专业人员使用了几个重要的定义。

这些定义基于 2003 年介入放射学会功能障碍透析通路经皮管理指南 [1]。

· 血栓形成的透析通路：被血栓阻塞掉血流量的 AVF 或人工血管动静脉内瘘（arteriovenous graft，AVG），主要通过体格检查和超声检查来诊断。

· 功能障碍的透析通路：具有明显影响透析功能的 AVF 或 AVG 狭窄，未在预期时间内成熟的原位瘘管，或无法成功启动并完成透析的血透通路。

· 功能性显著狭窄：吻合静脉回流系统或移植物的血管直径减少 50% 以上，还有血流动力学或临床评估方面的异常。

· 血栓形成 / 功能失调透析通路的经皮管理：使用血管内技术进行干预，以维持或修复透析通路并确保足够的血流以继续透析。

· 经皮血栓清除：清除流入动脉、移植物或流出静脉内血栓的过程。可能涉及药物溶栓和抽吸、球囊血管成形术或机械血栓切除术。

· 经皮狭窄病变治疗：恢复正常管腔直径，从而恢复透析通路功能的过程。

· 治疗狭窄的解剖学成功的定义：管腔直径的改善使得剩余狭窄小于或等于原始直径的 30%。

· 治疗狭窄或血栓形成的临床成功的定义：能够恢复正常透析至少一个疗程，其特征是在动脉吻合区域存在连续可触及震颤而不是搏动。

· 血流动力学成功定义：透析通路功能障碍期间，血流动力学参数得到改善和恢复。

· 手术成功的定义：解剖学成功及临床成功或一项或多项血流动力学 / 临床指标的改善。

三、动静脉瘘

（一）概述

用于透析通路的自体 AVF 是在动脉和静脉之间人工建立的连接，没有相应的毛细血管床。Brescia 和 Cimino 等首次报道了外科 AVF 透析通路的建立 [2]。腔内动静脉瘘（endovascular arteriovenous fistula，endoAVF）是一种相对较新的微创 AVF 创建技术。它涉及利用射频或热能在相邻动脉和静脉之间进行血管内侧侧吻合 [3]。对于创建 AVF，有许多不同的可能位置，包括前臂、上臂和大腿。与导管和 AVG 不同，AVF 不使用任何人造材料，从而降低了感染风险。

（二）瘘管成熟

一旦瘘管形成，必须在它成熟后才可用于血液透析治疗。瘘管成熟是血液从动脉通过静脉的高速流动导致静脉扩张和壁增厚的过程，从而为透析针插入创造了一个位置，血液可以快速从体内排出并返回到体内。

AVF 成熟度的评估通常通过超声检查进行，因为这种方式在很大程度上被认为是预测 AVF 成熟度最准确的方法 [4]。超声主要测量静脉直径和血流流速，完整的标准评价可参见表 15–1。

AVF 成熟通常需要 6 ~ 8 周，但有些患者最长可能需要 6 个月，甚至 1 年，这取决于多种因素，包括解剖位置、血管质量和侧支血流，以及患者本身因素，包括女性、糖尿病和周围血管疾病。首选的等待期是瘘管形成后 3 ~ 4 个月 [1]。表 15–1[5] 列出了基于美国国家肾基金会肾疾病质量控制倡议（National Kidney Foundation Kidney Disease Outcomes Quality Initiative，NKF KDOQI）指南的合格 AVF 透析通路的标准。

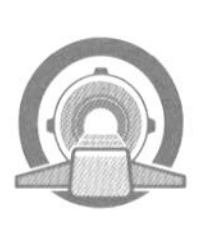

表 15-1　合格 AVF 的标准

标准
AVF 位于皮肤表面 0.6 cm 以内
AVF 的流量＞ 600 mL/min
AVF 的直径＞ 0.6 cm
在不到 6 周的时间内成熟

注：根据 NKF KDOQI 指南[5] 获得透析通路的合格 AVF 成熟标准。

（三）AVF 部位

· 前臂瘘管可通过连接桡动脉和头静脉形成。

· 其他可供选择的前臂 AVF，包括肱动脉 – 头静脉瘘和肱动脉 – 贵要静脉瘘。

· 下肢为股动脉 – 大隐静脉自体瘘。

四、　移植物的植入

（一）概述

AVG 是在计划透析通路部位使用皮下的装置（移植物或合成管），绕过毛细血管床在动脉和静脉之间人工创建的连接。植入的移植物用作血液透析期间穿刺针头放置和进入的部位。与 AVF 不同，AVG 不需要等待内瘘成熟，因此，放置和首次使用之间的间隔延迟一般要短得多——通常为 2 ~ 3 周。移植物植入手术主要由血管外科医师执行，通常作为门诊手术。最常用的移植物类型是聚四氟乙烯（polytetrafluoroethylene，PTFE）移植物。AVG 主要用于因解剖问题、外周血管疾病或其他医学并发症而无法进行 AVF 形成的患者。由于移植物中使用的合成材料，动静脉移植物感染的风险高于 AVF。

（二）AVG 类型和部位

· 前臂：桡动脉 – 贵要静脉移植物。

· 前臂：肱动脉 – 贵要静脉移植物。

· 上臂：肱动脉 – 腋静脉移植物。

· 大腿：股动脉 – 股静脉移植物。

五、　AVF 与 AVG 的区别

在为特定患者选择理想的永久性透析通路类型时，需要考虑 AVF 和 AVG 之间的几个关键区别。

· AVF 完全由自体血管材料建立，需要高质量的自体血管，以便做相邻的吻合。

· 对于外周血管疾病患者，AVF 可能不如 AVG 有效，或由于具有大量侧支网络的静脉使得直接血流减少。

· 与 AVG（2 ~ 3 周）相比，AVF 的成熟时间明显更长（6 ~ 8 周到数月或 1 年）。

· 与 AVF 相比，AVG 增加了血栓形成和感染的风险。

· 目前的 NKF KDOQI 临床实践指南已经提供了一个推荐的透析通路类型和解剖位置的顺序，并建议前臂和上臂 AVF 从手腕开始到肘部按照解剖部位上升，然后再考虑前臂或上臂放置合成移植物。

六、　AVF 和 AVG 的结果和并发症[1, 6]

透析通路功能障碍可以通过失败的类型和发生的并发症来分类。AVG 的临床检查包括目视检查该区域是否有出血、淤伤、肢体肿胀或感染迹象，包括发热、局部红斑、肿胀、渗液或压痛。还应触诊透析通路部位的震颤和搏动及观察直径和透析通路整体可压缩性的变化。震颤在成熟的、功能良好的 AVG 中常见于动脉吻合处，而搏动通常是闭塞的表现，震颤或搏动的变化幅度也可能表明透析通路功能障碍。

了解不同失败类型的原因有助于确定维持有效透析通路所需的干预类型。表 15-2 中列出了透析通路失败的类型及其常见原因的总结。透析通路失败可能由这些原因中的一种或多种引起，并且在某些情况下具有多因素病因。

AVF 和 AVG 透析通路的常见并发症如下。

· 感染。

· 血栓形成。

· 狭窄（可能是动脉、移植物、静脉或中心静脉位置）。

· 假性动脉瘤（AVG）或动脉瘤（AVF）。

· 未成熟（AVF）。

· 缺血。

据报道，所有创建的 AVF 中有 25% ~ 30% 会发生未成熟[7] 的状况。

表 15–2　透析通路失败的类型、定义和原因，基于介入放射学会通路功能失调指南[1]

失败类型	定义	失败原因
解剖学因素	透析穿刺点周围的解剖结构变异导致的失败	1. 人造移植物内静脉或移植物内狭窄； 2. 静脉回流系统或自体瘘通路及吻合口瘘口狭窄； 3. 中心静脉狭窄； 4. 移植物内狭窄或 AVF 成熟的扩张静脉段狭窄； 5. 过多侧支静脉回流导致 AVF 未成熟； 6. 透析通道附近的动脉狭窄； 7. 外源性压迫导致透析功能障碍
生理学因素	由生物学、化学或自然机械过程引起的失败（导致血栓形成）	1. 高凝状态导致的狭窄和透析通路阻塞； 2. 低心输出量导致的透析流量下降

七、　通路造影和评估通路功能

临床医师应定期评估透析通路的功能障碍指标。两次访视之间临床检查结果、血流动力学变量的任何变化或对透析通路功能障碍的怀疑增加都应行进一步调查，包括透析通路的造影或多普勒超声检查[1]。

· 通路造影：诊断性血管造影 / 静脉造影包括使用透视仪器观察从近端动脉吻合口或人工移植物进入静脉管腔的血流情况。根据功能障碍的类型，可能还需进一步的近端动脉或中心静脉成像（图 15–1）。

· 多普勒超声显像：使用彩色多普勒超声对透析通道内的血流进行成像，描述血流通畅性及在临床检查中发现的任何变化。

八、　术前评估

鉴于 AVF 相对于 AVG 的优良结果，通过彩色多普勒超声评估 AVF/AVG 建立前的静脉和动脉血管网络正在成为最实用的方法[8]。

虽然血管造影在传统上被认为是评估血管网络的“金标准”，但超声检查因其能在提供有关血管系统形态学的更优越信息方面的实用性而越来越受到认可[8]。此外，它是一种无创方法，对先前存在肾功能下降和担心肾毒性风险的个体进行血管检查时无须顾虑[8]。

九、　透析通路通畅率

介入放射科医师在使用经皮介入手术管理透析通路功能障碍和通畅率问题等方面发挥着重要作用。表 15–3 中列出了根据介入放射学会指南[1]所需的干预措施和并发症所导致的用于定义通畅性不同的概要。

了解透析通路的通畅定义对评估透析通路的长期有效性和干预的益处很重要。

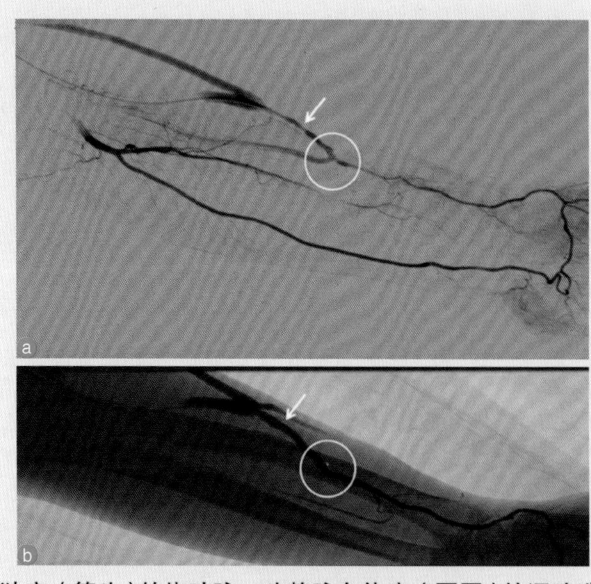

图 15–1　a. 具有显著功能障碍狭窄（箭头）的桡动脉 – 头静脉自体瘘（圆圈）的通路造影图；b. 明显狭窄段的球囊血管成形术后，桡动脉 – 头静脉自体瘘造影结果令人满意

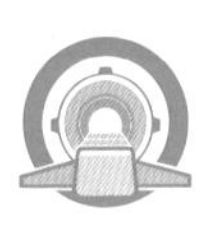

干预的指征如下[1]。

· 透析通路狭窄＞50% 管腔直径，并伴有功能障碍的临床体征。

· 中央静脉狭窄＞50% 管腔直径和移植物血流动力学受损。

· 经过长时间后仍未成熟的 AVF。

· 透析通路血栓形成，导致通路功能障碍。

影响透析通路通畅的因素

鉴于肾脏替代治疗前血液透析 AVF 形成相关的优越临床结果，考虑影响透析通路通畅的因素是非常重要的，以便临床医师可以预防性地选择适当的通路模式[9]。影响透析通路通畅性的患者因素包括影响血管系统的多种并发症。

· 年龄增长，血管弹性下降。

· 导致内皮功能障碍的风险因素，如吸烟、脂质失调和不合理的饮食。

· 全身性疾病，如糖尿病和外周血管疾病。

· 解剖学上的小口径血管，原因不明[9]。

表 15-3 基于介入放射学会功能障碍通路管理指南的通畅定义[1]

通畅率分类	定义
初级通畅率	在血栓形成或狭窄事件发生和需要再次干预前，透析通路在没有干预的情况下保持通畅的时间对通路循环内任何区域的再干预则导致初级通畅率结束
辅助初级通畅率	通过干预后透析通路能保持通畅的这段时间，一直到透析通路形成血栓，需要溶栓或行血栓清除术
次级通畅率	从建立透析通路到需要手术切除、修补或放弃通路的这段时间
累积通畅率	通路保持通畅的总时间，包括主要的干预措施及血栓清除术和溶栓的处理过程

十、干预措施

（一）经皮腔内血管成形术

经皮腔内血管成形术（percutaneous transluminal angioplasty，PTA）被认为是透析通路和中心静脉狭窄的一线治疗方法[1, 10]。PTA 可用于吻合部位未成熟的瘘管，以增加流入成熟的动静脉连接的血流。PTA 步骤包括穿刺透析通路部位并放入 6 ~ 8 mm 球囊以扩张管腔并消除狭窄。球囊充气并保持原位 30 秒，然后放气。整个透析通路和附近血管需要在透视下成像，以评估狭窄并确定是否需要额外干预。

禁忌证

· 绝对禁忌证：穿刺进入部位感染。

· 相对禁忌证：对造影剂过敏、需要立即透析的严重代谢功能障碍。

PTA 也可在血栓切除术或溶栓治疗后用于治疗血栓透析通路患者的潜在狭窄。研究表明，治疗显著狭窄将降低透析通路血栓形成概率并提高通畅率（表 15-4）[11-25]。

表 15-4 文献中报道的经皮腔内血管成形术后 AVF 和 AVG 的成功率和通畅率[11-24]

	通路类型	报道的比率（%）
临床成功率	AVF	86 ~ 100
临床成功率	AVG	85 ~ 100
6 个月初级通畅率	AVF	25 ~ 95
6 个月初级通畅率	AVG	31 ~ 61
12 个月初级通畅率	AVF	34 ~ 62
12 个月初级通畅率	AVG	20 ~ 41
12 个月次级通畅率	AVF	67 ~ 86

（二）腔内支架置入术

腔内支架置入术被认为是假性动脉瘤、PTA 导致的静脉破裂和手术难以完成的狭窄静脉的一线治疗方法（表 15-5）[1, 6, 10, 26-31]。支架可在 PTA 后放入[1]。

1. 适应证

· 球囊血管成形术失败的外周狭窄、开放手术建立入路困难，或开放手术禁忌证。

· 球囊成形术失败或 PTA 成功后 3 个月再复发的中心静脉狭窄。

· PTA 后流出道静脉破裂。

注意：支架不应该放在穿刺部位。

腔内支架放置的过程包括开通血管内通路、在透视图像下定位透析通路系统，然后在狭窄部位进行球囊扩张后放入支架。常用的支架包括裸金属支架（bare metal stents，BMS）、聚四氟乙烯移植物和肝素涂层支架。

2. 禁忌证

· 绝对禁忌证：穿刺进入感染部位。

· 相对禁忌证：对造影剂过敏、需要立即透析的严重代谢功能障碍。

表 15-5　文献中报道的支架置入后 AVF 和 AVG 的成功率和通畅率 [6，26-31]

	通路类型	报道的比率（%）
临床成功率	AVF	92 ~ 100
临床成功率	AVG	88 ~ 100
6 个月初级通畅率	AVF	39 ~ 94
6 个月初级通畅率	AVG	11 ~ 87
12 个月初级通畅率	AVF	31 ~ 94
12 个月初级通畅率	AVG	19 ~ 61
12 个月次级通畅率	AVF	82 ~ 94
12 个月次级通畅率	AVG	48 ~ 100

（三）化学（药理学）溶栓和机械血栓清除术

伴有或不伴有相关血管狭窄的血栓形成是 AVF 和 AVG 通路透析通路功能障碍的常见原因 [25，32-33]。血栓形成的透析通路处理可以包括药物溶栓，主要是将尿激酶、瑞替普酶（r-PA，重组纤溶酶原激活剂）或阿替普酶（rt-PA，重组组织型纤溶酶原激活剂）局部注射到血栓形成的透析通路中，还包括机械性血栓清除术，主要将血栓清除装置在血管内使用。外科手术后的初级通畅率往往更高，并且血栓形成导致的血管再闭塞也不太常见 [34]（图 15-2、图 15-3）。

药物溶栓的禁忌证如下。

- 近期有手术史。
- 胃肠道出血或出血风险高的情况。
- 咯血患者。
- 颅内肿瘤患者。

此外，一些中心会采用联合使用药物溶栓和机械性血栓清除术的方法，局部尿激酶或组织型纤溶酶原激活剂（t-PA）注射后使得血栓软化后再使用血栓清除装置。表 15-6 概述了文献中报道的溶栓和血栓清除术后的通畅率 [35-44]。

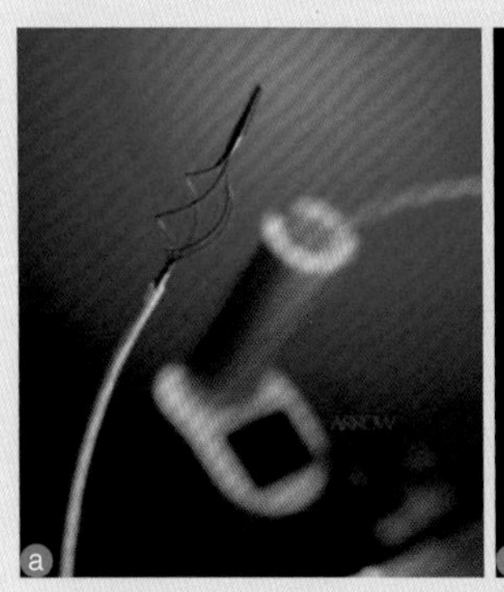
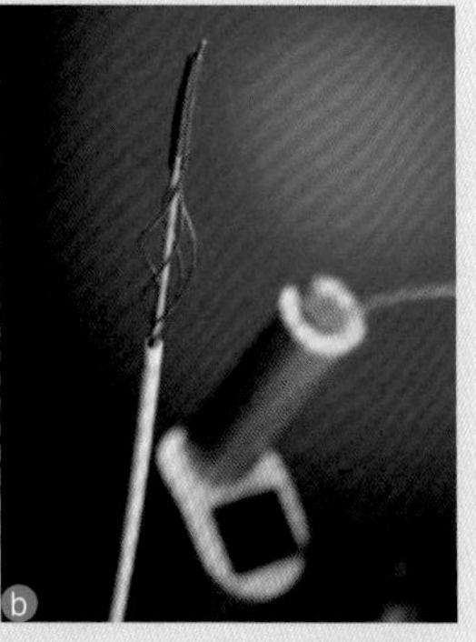

图 15-2　a.5 F 的 Arrow-Trerotola™ 经皮溶栓装置（percutaneous thrombolytic device，PTD）；b.7 F 同轴的 Arrow-Trerotola™ PTD 用于血栓切除术
（经泰利福公司许可转载）

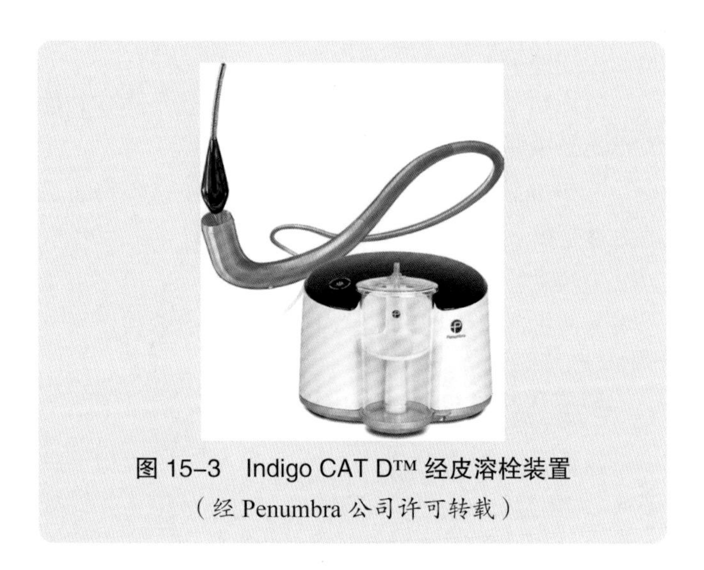

图 15-3　Indigo CAT D™ 经皮溶栓装置
（经 Penumbra 公司许可转载）

表 15-6　文献中报道的溶栓和血栓清除术后 AVF 和 AVG 的成功率和通畅率 [35-44]

	通路类型	报道的比率（%）
临床成功率	AVF	55 ~ 100
临床成功率	AVG	53 ~ 100
6 个月初级通畅率	AVF	20 ~ 80
6 个月初级通畅率	AVG	28 ~ 72
12 个月初级通畅率	AVF	19 ~ 58
12 个月初级通畅率	AVG	17 ~ 58
12 个月次级通畅率	AVF	74 ~ 92
12 个月次级通畅率	AVG	35 ~ 96

（四）侧支血管栓塞术

动静脉瘘未成熟的原因之一是广泛的侧支静脉回流系统，它减少了吻合静脉的压力负荷，从而降低了瘘管成熟的速度。未成熟动静脉瘘的干预措施包括吻合口 PTA 以增加静脉流入，以及侧支血管的栓塞以增加静脉压。侧支血管的处理可通过手术结扎或血管内栓塞治疗来完成 [7]。

侧支血管栓塞术包括对透析通路区域的临床评估和目标静脉及侧支血管系统的标记定位，之后将导管通过透析通路并放置在侧支静脉中，使用栓塞材料（通常是弹簧圈）对侧支静脉进行栓塞直到完全闭合 [7]。

十一、总结

目前，由于并发症发生率降低，自体动静脉瘘被指定为永久性透析通路建立的一线治疗方法。另外，AVG 适用于预期寿命较短、需要立即透析或正在通过中心静脉导管进行透析的患者。

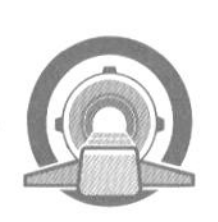

介入放射科医师在通过使用瘘管造影客观评估透析通路功能及通过经皮介入手术维护功能性透析通路方面发挥着重要作用。

透析通路干预程序的发展延长了永久性透析通路的寿命，改善了血液透析患者的预后，减少了重新建立透析通路的必要性。

当前的治疗方法包括 PTA、支架置入和药物溶栓或机械性血栓清除术，这些都有助于维持透析通道的通畅。经皮和血管内介入治疗是维持通路通畅的一线治疗方法，因为它的死亡率低且治疗结果与手术修复相当。

参考文献

扫码查看

第16章

介入放射学在妇科疾病中的应用

Anne-Sophie Fortier 和 Lazar Milovanovic　编
杨维竹，郑晖　译

一、 子宫肌瘤（纤维瘤）栓塞

在子宫肌瘤栓塞（uterine fibroid embolization，UFE）发展成为一种介入治疗手段之前，治疗子宫肌瘤的主要方法是子宫切除术、子宫肌瘤剔除术和内科治疗。UFE首先由Jean Jacques Merland及其同事于1989年开展，于1995年发表研究结果[1]。UFE最初用于治疗盆腔出血，自1995年以来一直用于治疗有症状的平滑肌瘤[2]。

（一）定义

· 平滑肌瘤：含有纤维结缔组织的平滑肌良性肿瘤，也称为“纤维瘤”或“肌瘤”。

· 栓塞：通过注入栓塞剂阻塞或闭塞血管，导致远端栓塞区域的血流减少。

· 黏膜下平滑肌瘤：位于子宫黏膜下层，可突出或靠近子宫腔。

· 浆膜下平滑肌瘤：位于子宫浆膜下层，不突出到子宫腔内，但可改变子宫外表面形状。

· 带蒂的平滑肌瘤：平滑肌瘤有一个蒂，通过它附着在子宫上。

（二）流行病学

子宫肌瘤是女性泌尿生殖道最常见的良性肿瘤[3]。研究报告称，25%的育龄妇女罹患子宫肌瘤，其中非洲－加勒比人群的患病率和疾病负担更高[3]。据报道，到50岁时，非洲裔美国女性子宫肌瘤的患病率超过80%，白种人女性超过70%[4]。有症状的平滑肌瘤比例为20%～50%[3]，常见的症状包括盆腔和腰背部疼痛、尿路或肠梗阻、性交困难、不孕和流产[2，5-6]。

（三）适应证和禁忌证

UFE适用于经检查排除子宫内膜癌等其他疾病，确诊子宫肌瘤的绝经前妇女[1]。干预子宫肌瘤的主要目的是改善生活质量和缓解症状[5]。因此，无症状肌瘤并不是接受UFE的指征[4]。由于可能发生高风险的并发症，带蒂的浆膜下肌瘤是UFE的相对禁忌证，主要通过子宫切除术或子宫肌瘤剔除术来治疗[5]。

UFE通常不用于绝经后妇女，因为子宫肌瘤在绝经后通常会缩小或退化，无须干预。这是由于这些肌瘤有赖于激素的水平[7]。

将来还想怀孕的患者应该得到适当的建议，因为目前评估UFE后妇女受孕的前瞻性研究数据不足[5]。虽然注意到UFE后也有成功妊娠者，但子宫肌瘤剔除术仍是目前这类患者的标准治疗方法[2，8]。

UFE的绝对禁忌证有妊娠状态、活动性感染和子宫、子宫颈、卵巢及输卵管的可疑恶性肿瘤[8]。

（四）术前患者准备

术前患者检查包括实验室检查和影像学检查，用来评估患者术前情况，并在介入前充分评估子宫肌瘤（图16–1）。

1. 实验室检查

· 全血细胞计数：让介入放射科医师筛查贫血和血小板减少症的患者。

· 凝血检查：对于有或高度怀疑有肝疾病或抗凝治疗史的患者，必须进行凝血检查，并非所有接受UFE的患者都须进行凝血检查。

· 促甲状腺激素：便于介入放射科医师排除甲状腺功能减退造成的阴道大量出血[2]。

2. 影像诊断学

一般来说，术前影像诊断的目的是明确肌瘤的诊

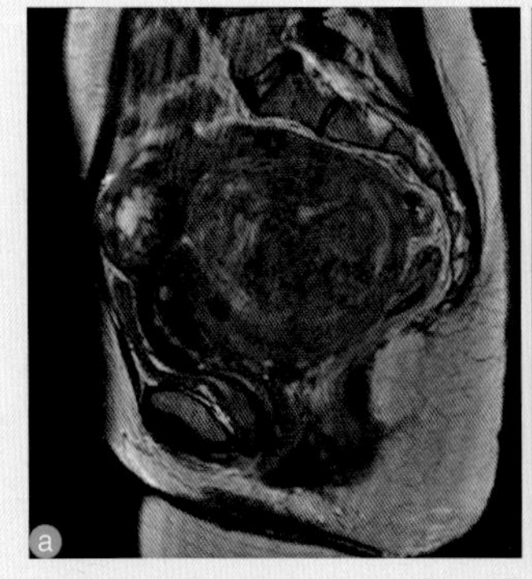

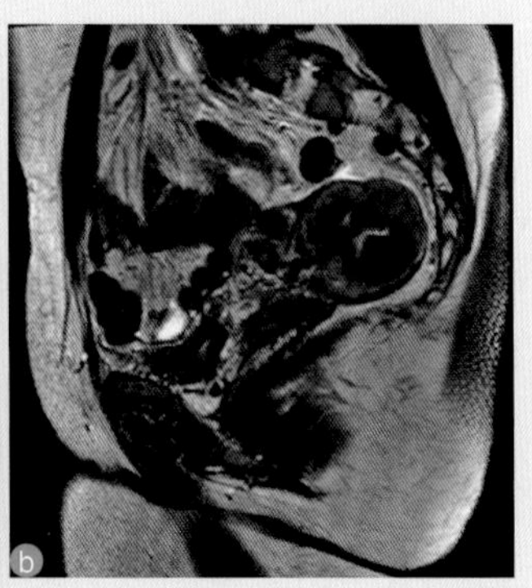

图16–1 a. 子宫动脉栓塞前的巨大子宫肌瘤；b. 子宫动脉栓塞后9个月复查显示肌瘤明显缩小，呈现完全缺血性坏死

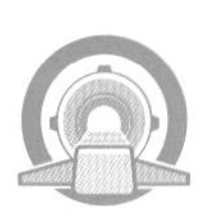

断，以及评估这些肌瘤的特征，包括肌瘤的大小、位置和数量。影像诊断还可用于评估患者盆腔血管结构，包括肌瘤的血供特点，并排除可能存在的任何其他疾病，如子宫内膜肿瘤和子宫腺肌病。术前使用的主要影像诊断方式是盆腔超声和增强 MRI。

（1）盆腔超声

盆腔超声是肌瘤术前影像诊断的“金标准”[9]。除了其微创性外，超声检查价格低廉。然而，它有赖于操作者的经验，相对于 MRI 来说，盆腔超声显示的解剖特征较差。它不能很好地检测子宫腺肌病或评估盆腔和肌瘤的血供特点。

经阴道入路行超声检查是最有用的，然而，增大的子宫可能需要应用腹部超声。其他类型的超声还有盐水灌注宫腔超声检查、三维超声和彩色多普勒超声[9]。

（2）增强 MRI

与超声相比，增强 MRI 能更准确、更精准地确定肌瘤的位置和特征。它是检测子宫腺肌病和盆腔解剖特征的有效影像诊断方式。钆造影剂用于血管增强。MRI 可用于确定组织灌注和评估栓塞前后的肌瘤坏死情况。然而，MRI 较为昂贵，不像盆腔超声那样广泛使用。MRI 的禁忌证包括病态肥胖、幽闭恐惧症、安装起搏器和钆造影剂过敏[2]。

核磁共振血管造影（magnetic resonance angiography，MRA）被用于制订患者的治疗计划，可以评估血管解剖结构并确定介入方法。MRA 发现有卵巢动脉参与子宫肌瘤供血的患者，其治疗失败的风险更高[10]。血供评估是治疗成功的重要预测指标：治疗前 T_1 加权高信号的肌瘤在 UFE 疗效较差，而 T_2 加权高信号的肌瘤在 UFE 疗效较好[11]。

（五）治疗前患者告知

在手术之前，标准做法是请患者来进行初步临床咨询，了解手术过程、预期、并发症和其他治疗方案。最初的临床咨询服务是一个讨论会，谈论围手术期用药和镇痛及栓塞后综合征的症状。最后，它为介入放射科医师提供了一个与患者一起回顾随访过程的机会，并确保为术后临床管理和未来随访制订计划。

（六）手术概述

1. 血管入路

在手术过程中，患者被无菌巾单遮盖，并处于清醒镇静状态[12]。通常在透视引导下通过单侧或双侧股总动脉置管[5]。双侧股动脉通路仅在某些中心使用，可能需要两名操作员。有研究表明，双侧股动脉入路可降低患者的辐射剂量[13]。

2. 血管造影

通常不需要主动脉造影，但对于动脉解剖异常的患者和重复子宫动脉栓塞术（uterine arterial embolization，UAE）的患者，主动脉造影可以帮助识别供应肌瘤的侧支血管（图 16–2）[5]。

用于栓塞的血管造影步骤如下所述。

· 建立股动脉通路后，导管进入对侧髂动脉。

· 使用对侧斜位和路径图，选择插管髂内动脉。

· 用同侧斜位图定位髂内动脉前段。

· 用微导管超选择子宫动脉。微导管的使用能够预防动脉痉挛和实现有效的栓塞。

· 一旦到达恰当位置，导管被用来注射栓塞剂，如聚乙烯醇、明胶海绵或标准化三丙烯酸明胶微球[12]。

· 参照其中一个血管造影终点（见下文）栓塞子宫动脉（图 16–2b）。

· 为了造成充分的肌瘤坏死，需要对双侧子宫动脉进行栓塞。因此，栓塞对侧子宫动脉才完成整个手术过程。

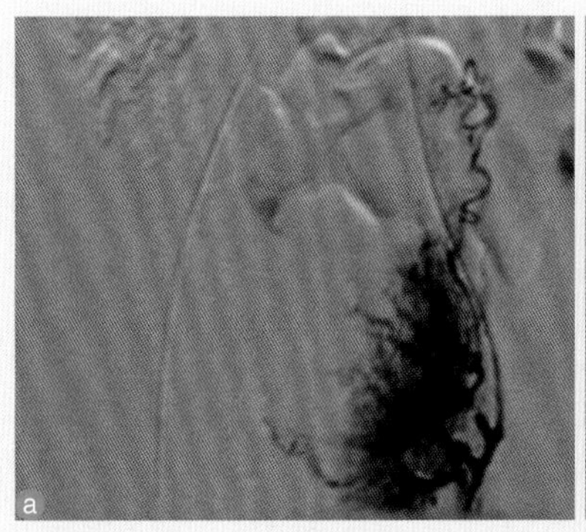

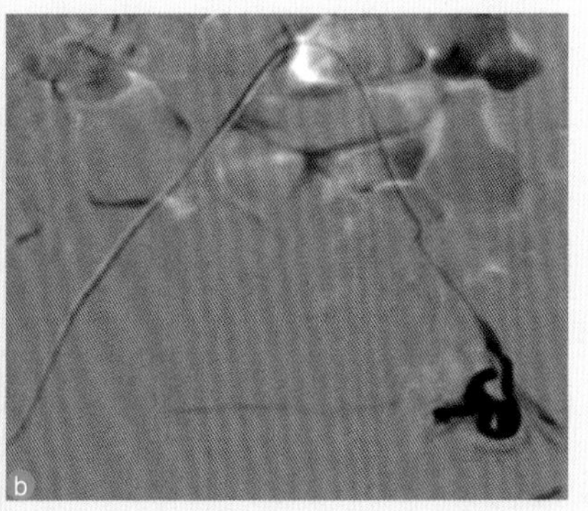

图 16–2　a. 肌瘤栓塞前左子宫动脉造影；b. 肌瘤栓塞后左子宫动脉造影

血管造影表现：子宫动脉通常增粗、弯曲、侧向移位。血管造影终点是指用于确定何时停止栓塞的血管造影征象。目前有多个建议使用的终点，确切的终点仍有争议[5]。当今介入放射科医师常用的栓塞终点如下。

· 栓塞动脉的血流完全停滞超过5次或10次心跳。

· 栓塞动脉血流完全停滞，并出现造影剂反流。

· 在子宫动脉正向血流状况下，呈现"枯树枝状"（多数小动脉闭塞）。

3. 即刻并发症

UFE的直接并发症包括血栓栓塞、感染、血管通路损伤、异位栓塞和术中疼痛，这些并发症可能与造影剂的使用及术中血管通路有关[8, 12, 14-15]。UFE术后48小时内的常见并发症是栓塞后综合征，包括盆腔疼痛、恶心、呕吐、发热、全身不适和短暂性白细胞增多，可在高达34%的患者中发生[11, 15-16]。血栓栓塞并发症包括子宫缺血、子宫坏死、深静脉血栓形成、肺栓塞和死亡[14-15]。

虽然UFE的目的是造成肌瘤缺血和坏死，但子宫缺血和坏死也可能急性发生，常伴有疼痛加剧，建议对这些患者马上进行临床和MRI检查[14]。子宫坏死是一种罕见的、紧急的重要并发症，急诊子宫切除术可预防患者败血症和死亡[14]。

感染并发症包括子宫内膜炎和败血症，可能需要静脉注射抗生素或手术；术后发生栓塞后综合征，使得医务人员难以从发热和白细胞增多症中鉴别感染。因此，出现上述症状时需要高度怀疑感染[14]。文献中已有UFE相关死亡的报道，其原因包括肺栓塞、子宫坏死和败血症合并多器官功能衰竭[14]。非靶栓塞可导致相应软组织坏死[14]。

4. 迟发并发症

UFE迟发并发症包括短暂或永久性闭经及随后的不孕症、慢性阴道分泌物、经宫颈肌瘤排出和过早绝经[2, 8, 12]。在某些情况下，肌瘤坏死的延迟感染可发生于UFE后数周或数月，这些感染可导致败血症，可能需要子宫肌瘤剔除术或子宫切除术[14]。一些研究已经评估了UAE后的妊娠结局，并与其他治疗方法进行了比较，发现UFE后自然流产、分娩不良和剖宫产的风险增加[8]。其他并发症包括坐骨神经损伤导致跛行[2]。

（七）结果

UFE的成功是通过评估肌瘤和子宫在MRI上的体积变化及患者的症状改善来确定的[8]。建议术后每隔3个月进行1次MRI检查，在加权成像上评估肌瘤体积和组织特征，肌瘤梗死最早发生在UFE后24小时[12, 17]。在T_1加权MRI上，肌瘤变性和缺血表现为信号密度增加，而在T_2加权MRI上，同样的结果表现为信号密度降低[2]。随着症状的改善，肌瘤体积减小预计将持续1年以上[2]。

与其他保留子宫的治疗方法相比，UFE在术后结果方面有优点和缺点。与手术子宫肌瘤剔除术相比，UFE后并发症发生率、症状严重程度评分和流产率差异不大[17]。关于UFE后怀孕率的数据少且相互矛盾；2021年的一项系统综述发现，子宫肌瘤剔除术后患者的受孕率更高，但需要进一步的研究来探讨这种关系[18]。UFE后恢复时间较短，但仍比子宫肌瘤剔除术具有更高的治疗失败率[17]。而MRI引导下的高强度聚焦超声治疗子宫肌瘤则情况相反。与MRI引导下的高强度聚焦超声治疗相比，UFE后疼痛较严重和恢复较慢，但往往有着更好的症状缓解率和较低的治疗失败率[17]。

（八）治疗失败

治疗失败的患者表现为肌瘤增大和残存的肌瘤仍有活性，在影像学上呈不完全的肌瘤坏死。栓塞治疗后还需要通过子宫切除术、子宫肌瘤剔除术或重复栓塞等再干预的则被认为治疗失败；在患者的长期随访中也可能表现为症状没有改善[14]。UFE治疗失败的可能原因有多种，包括子宫动脉栓塞不完全、动脉痉挛、栓塞动脉再通、广泛的非子宫动脉侧支供应及促性腺激素释放激素激动剂的作用[14]。子宫内肌瘤的位置也影响疗效；与其他部位相比，宫颈肌瘤的血供较差，只有20%的病例达到完全坏死[17]。此外，子宫下段和子宫前壁是UFE失败更常见的位置。浆膜肌瘤和透壁肌瘤在坏死率上的差异存在相互矛盾的证据[17]。UFE治疗成功与肌瘤位置的关系尚不完全明确，需要进一步的研究来阐明。

子宫动脉以外来源供应肌瘤的侧支动脉是UFE治疗失败的重要原因。这个来源通常是卵巢动脉，因为4%～8%的病例涉及子宫肌瘤的卵巢侧支动脉供

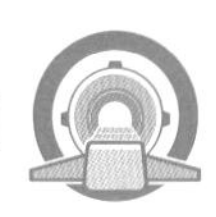

应[19]。用于降低这种风险的措施包括在 UFE 前使用 MRA 和在 UFE 后用锥形束 CT 来查找子宫肌瘤的动脉血流[17，19-20]。可以根据影像学提供的信息做出进一步的治疗决策，包括是否进行卵巢动脉插管[20]。这些方式可以避免肌瘤不完全坏死，减少 UFE 后必要的再干预率。

如上所述，UFE 后的再干预率始终高于子宫肌瘤剔除术后的再干预率，但这些比率因研究而异。2012 年的一项随机对照试验显示，UFE 后 2 年的再干预率为 14%，而子宫肌瘤剔除术后 2 年的再干预率为 2.7%[18]；另一项 2018 年纵向回顾性队列研究显示，子宫肌瘤剔除术 1 年后的再干预率为 4%，UFE 1 年后的再干预率为 7%，5 年再干预率分别上升至 19% 和 24%[21]。这些结果在以下研究中仍然成立，2021 年的一项系统综述发现，在随访 3 年的研究中，UFE 后的再干预率比子宫肌瘤剔除术后的再干预率高 4%[22]。

二、　产后出血

（一）定义及流行病学

产后出血（postpartum hemorrhage，PPH）是指阴道分娩后失血超过 500 mL 或剖宫产后失血超过 1000 mL。它也可以定义为患者红细胞比容减少 10% 或更多，PPH 被认为是产科急症[12]。发生 PPH 的患者通常在失血量超过 2000 mL 之前没有明显症状，此时可能出现低血容量的临床症状[23]。PPH 根据发病与分娩的时间关系进行分类，原发性 PPH 发生在分娩后 24 小时内，继发性 PPH 发生在分娩后 6 ~ 12 周[24-25]。PPH 发生在 2% ~ 11% 的分娩中[26]，目前是世界范围内妊娠相关死亡的主要原因[27]。PPH 导致的孕产妇死亡风险估计为 1/1000[28]。

（二）产后出血病因

PPH 的病因可以通过 4T 记忆法记忆：张力（子宫收缩乏力，即子宫肌张力丧失导致血管减压术）、创伤（撕裂、子宫破裂、血肿）、组织（妊娠残留产物、胎盘植入）和凝血酶（遗传性凝血功能障碍）。PPH 可分为原发性（发生在分娩后不到 24 小时）和继发性（发生在分娩后超过 24 小时）[29]。原发性 PPH 的病因包括收缩乏力、撕裂、子宫破裂和凝血功能障碍[30]。继发性 PPH 的病因包括胎盘附着部位的复旧不全和继发的收缩乏力、妊娠产物残留、感染和遗传性凝血功能障碍[30]。

（三）初步处理

PPH 患者的治疗目标是尽早终止出血，以防止终末器官损伤和（或）消耗性凝血功能障碍[23]。非手术治疗是大多数 PPH 病例的一线治疗方法，包括子宫按摩、子宫填塞、输血、使用缩宫素等子宫收缩药物及纠正凝血功能障碍[5]。需要紧急子宫切除术的 PPH 病因包括子宫破裂和子宫内翻[30]。

（四）适应证和禁忌证

如果 PPH 的病因是宫缩无力、子宫撕裂、剖宫产手术并发症、术后急性出血、子宫切除术后出血，则应考虑 DSA 引导下的经皮栓塞术[31]。研究还表明，栓塞是难治性 PPH 患者的有效辅助治疗方法[32]。子宫切除术通常用于治疗 PPH，然而，这将导致不孕，在大多数情况下，这是最后的手段。如果栓塞失败，临床医师可能会考虑在进行子宫切除术之前重新尝试[33]。根据以往分娩或影像诊断，已知或怀疑有胎盘植入的病例应采取预防性和选择性栓塞术[31]。

（五）手术过程

根据术者的偏好，手术的具体细节有一些变化。这里介绍的是子宫动脉栓塞的一种常见方法。

· 这一过程通常是在清醒镇静的情况下进行的，并在穿刺部位使用局部麻醉[12]。

· 使用 Seldinger 技术，在触摸或超声引导下穿刺右侧股总动脉[34]。

· 导管通过导丝导引经过股动脉进入远端腹主动脉[30]。

· 栓塞前对双侧子宫动脉进行血管造影以确定出血位置和速度[12]。

· 血管造影检测出血的前提是造影剂外渗，其速率为 1 ~ 2 mL/min。

· 如果出血速度太慢或呈间歇性或子宫收缩乏力，则可能看不到出血[12]。

· 既往研究显示，42% 的病例有外渗现象[35]，对于出现持续出血症状的患者，建议采用经验性栓塞术[30]。

· 可以使用栓塞剂，包括聚乙烯醇颗粒、明胶海绵和氰基丙烯酸酯。明胶海绵是首选的栓塞剂，因为血管可以在几周后重新通畅，而聚乙烯醇颗粒和氰基丙烯酸酯栓塞都更持久[5, 12]。

（六）疗效及并发症

如果在之前的 X 线检查中发现造影剂外渗，栓塞的终点是在 X 线检查中没有造影剂外渗[34]。对实施该手术的中心进行回顾性分析，PPH 栓塞的总成功率为 71.5% ~ 88.6%，文献综述报道的总成功率为 90.7%[12, 36]。医学文献报道的总并发症发生率为 0 ~ 14.3%[30]。严重的并发症很少见，包括出血、再干预（再栓塞或子宫切除等替代治疗）、髂内动脉穿孔、短暂性发热、短暂性臀部或足部缺血、阴道或子宫坏死和脓肿[30, 32, 34]。

三、植入性胎盘

（一）定义

植入性胎盘是指胎盘组织异常嵌入并穿透到子宫内膜中[12]。根据胎盘组织的穿透程度，可分为 3 种亚型：胎盘粘连（绒毛直接与子宫肌层表面接触并未侵入肌层）、胎盘植入（绒毛侵入子宫肌层）和穿透性胎盘（绒毛穿透子宫肌层全层并可达浆膜层，甚至还累及周围组织）[37]。这种情况可能导致产时和产后出血[12]。

（二）流行病学和危险因素

据估计，植入性胎盘的发生率约为每 533 例妊娠中有 1 例，在过去 20 年中，由于剖宫产率的提高，其发病率有所上升[38-39]。该疾病的危险因素包括有剖宫产或子宫手术史的前置胎盘、母亲年龄＞ 35 岁、较高的分娩次数（胎次）、存在子宫黏膜下肌瘤、吸烟史和子宫内膜缺陷[12, 40]。产前早期诊断和适当的分娩计划实施可以降低分娩期间的出血率和胎盘植入的发病率[41]。

（三）处理

植入性胎盘可以非手术治疗（将胎盘部分或全部留在原位），也可以通过局部切除或子宫切除术或血管内手术治疗[42]。保守治疗可造成出血和感染风险增加，分娩后 9 个月内子宫切除术的风险为 58%[42]。

胎盘植入的血管内治疗包括术前和术中球囊血管阻断。在某些情况下，子宫动脉栓塞既可以作为子宫切除术的辅助治疗，也可以作为主要治疗[12]。最近的文献表明，在手术的细节上存在差异，例如，球囊血管阻断可在髂内动脉、髂总动脉或主动脉水平进行[42-43]。

（四）术前和术中球囊血管阻断步骤、疗效及并发症

预防性髂内动脉球囊阻断最早由 Dubois 等报道[44]。球囊血管阻断的主要目的是减少术前、术中和术后出血，并通过减少剖宫产子宫切除术的需要，保留子宫，以供未来生育的可能性（图 16–3）。

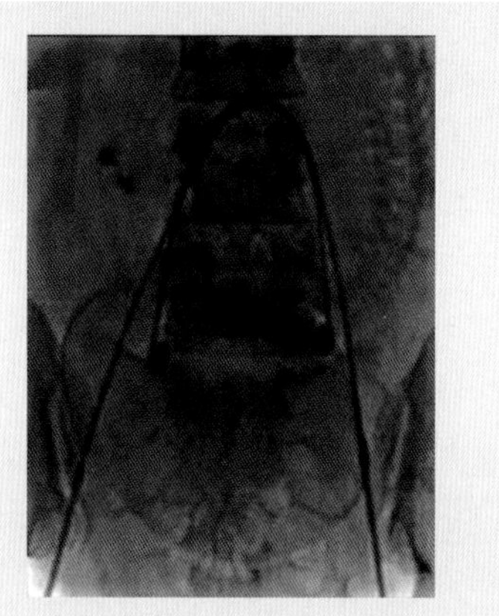

图 16–3　术中透视显示双侧髂内球囊闭塞治疗植入性胎盘

1. 手术过程

用 Seldinger 技术进入双侧股总动脉。分别将球囊导管置入双侧髂内动脉的主干，球囊充气试验时，血管造影确认导管位置合适。球囊阻断将在胎儿移出和脐带夹紧后立即进行。

2. 结果

关于该手术结果的文献主要是病例报告、回顾性评价和病例对照研究[45]。调查结果包括术中出血量、输血量、住院时间、剖宫产子宫切除术率和死亡率。只有一项研究显示减少了失血量和输血需求，而其他研究没有显示出任何益处，所有研究都没有显示对住院时间的影响[45]。没有与该手术相关的死亡报告[45]。

3. 并发症

该手术的主要并发症是导管相关并发症[45]。并发症主要在个案中报道，包括导致急性肢体缺血的血栓栓塞事件、血管假性动脉瘤、动脉破裂和有 / 无动脉旁路的支架置入[45]。

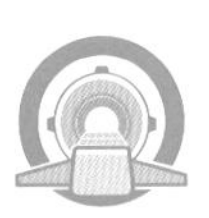

（五）子宫动脉栓塞手术过程及并发症

Mitty 等首次将栓塞作为胎盘植入的主要治疗方法 [46]。子宫动脉栓塞治疗胎盘植入的技术细节与 UFE 手术相同（图 16–2）[12]。栓塞的并发症与 UFE 相似，然而，对胎盘植入进行栓塞会增加未来妊娠中胎盘植入的复发风险 [12]。

子宫动脉栓塞疗效如下。

血管内治疗起初是子宫切除术、局部切除或非手术治疗的辅助治疗，其结果取决于所选择的主要治疗方法 [12]。有证据表明，将子宫动脉栓塞作为胎盘植入的初始治疗后成功妊娠的病例，这表明在某些情况下，将来还想妊娠的患者可能更受益于子宫动脉栓塞而不是子宫切除术 [12]。

四、盆腔淤血综合征

（一）概述

盆腔淤血综合征（pelvic congestion syndrome，PCS）是由盆腔静脉充血引起的慢性（持续 6 个月以上）盆腔疼痛的常见原因。该综合征可能由多种因素引起，包括卵巢静脉瓣膜缺失或功能不全、外部血管受压（如 Nutcracker 综合征和 May-Thurner 综合征）、逆行血流引起的卵巢血管充血、获得性下腔静脉综合征或门静脉高压症（图 16–4a）[12，47]。

盆腔淤血综合征的疼痛症状包括妊娠期间出现的非周期性疼痛，该疼痛随着妊娠的进展、月经前后、性交后而加剧。此外，疲劳、站立或其他原因导致腹内压升高的因素引发的疼痛症状 [12，47]。疼痛可以同时出现在两侧，也可以交替出现在两侧 [47]。其他症状包括尿急、尿频和患者腿部有肿胀感 [12]。

（二）流行病学

医学文献显示，在美国 18 ～ 50 岁的女性中，慢性盆腔疼痛的患病率估计为 15%，39% 的女性在其生命的某个阶段经历过慢性盆腔疼痛 [5，48]。高达 30% 的慢性盆腔疼痛伴有盆腔淤血综合征的特征 [12]。PCS 主要发生于绝经前、多胎妇女 [49]。

（三）诊断及术前影像学

尽管盆腔静脉功能不全可被腹盆腔影像学检查所发现，但对盆腔疼痛患者的影像诊断需要临床评估患者状态、临床怀疑 PCS 及排除多种常见的盆腔疼痛原因 [12，50-51]。在单独诊断 PCS 之前需排除盆腔疼痛的常见原因，包括子宫内膜异位症、盆腔炎、术后粘连和子宫肌瘤 [51]。

怀疑 PCS 的患者通常采用经腹、经阴道双超声检查，腹部和盆腔 CT 增强扫描或包含盆腔静脉造影的 MRI 进行诊断确认 [12，50]。多普勒超声通常是首选的诊断检查，而盆腔静脉造影是“金标准” [47]。不同的成像技术对卵巢静脉直径的临界值有所不同。在静脉造影中，卵巢静脉直径≥ 6 mm 是诊断 PCS 的 5 个标准之一 [47]。在 MRI 上，卵巢静脉功能不全被定义为在距离血管末端 10 mm 处直径＞ 8 mm[50]。通过多普勒超声或动态 MRA 对回流静脉丛进行分级 [50]。腹腔镜不常用于诊断 PCS，由于二氧化碳充盈通常会导致静脉塌陷，使得盆腔血管的可视性很差 [47]。

（四）手术过程

该手术的入路可根据操作者的喜好使用颈静脉或经股静脉通路 [52-54]。在确定栓塞部位后，主要的栓塞方法是在卵巢左、右静脉填弹簧圈（图 16–4b）[51]。一些介入医师在盆腔静脉栓塞术中除了放置弹簧圈外，还使用 5% 鱼肝油酸钠和明胶海绵的混合物进行盆腔静脉硬化治疗 [54-55]。

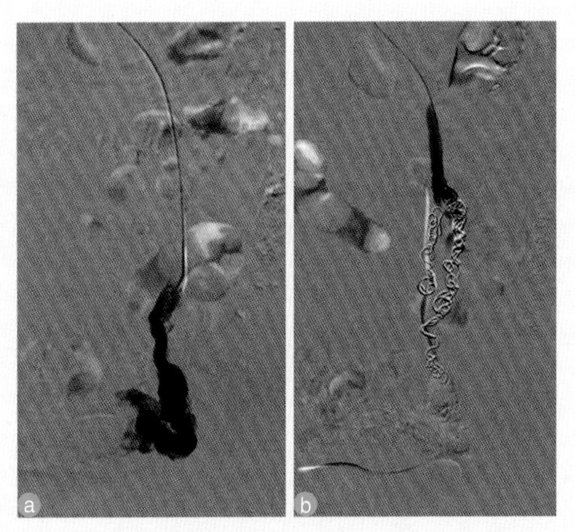

图 16–4　a. 左侧盆腔淤血综合征 – 性腺静脉扩张和扭曲；b. 左侧盆腔淤血综合征（弹簧圈栓塞后）

（五）结果

卵巢静脉栓塞的目标是技术上的成功，其特征是静脉造影时盆腔静脉血流停滞；临床上的成功，其特征是病史和检查后患者症状得到缓解 [51]。医学文献报道的治疗成功率为 70% ～ 100%[51]。盆腔疼痛的复发率尚未得到广泛研究，但初步数据显示复发率为5% ~ 8%[47, 56]。

（六）并发症

这种手术的并发症并不常见，发生率不到5%[57]。并发症包括血栓性静脉炎、卵巢静脉痉挛和破裂，以及弹簧圈通过下腔静脉进入肺动脉造成异位栓塞[57]。

五、下腔静脉滤器在孕期的使用

（一）概述

静脉血栓栓塞（venous thromboembolism，VTE）导致妊娠期大量死亡[12]。维生素 K 拮抗剂具有致畸性，长期使用低分子肝素也存在不良反应[58]。

（二）适应证

下腔静脉滤器适用于有药物抗凝治疗禁忌证的妊娠期发生静脉血栓栓塞的患者[12]。下腔静脉滤器不应预防性放置，而仅对下肢深静脉血栓栓塞性疾病的急性风险期、分娩前确诊的下肢深静脉血栓或近端深静脉血栓有生存获益[12, 58]。

（三）手术过程及耗材

孕妇下腔静脉滤器放置的程序与普通患者相同，只是增加了腹部屏蔽，以尽量减少胎儿的辐射剂量。此外，下腔静脉滤器可以放置在肾静脉上方，因为正在生长的子宫可能会压迫肾静脉下方的下腔静脉[59]。可回收的内腔静脉滤器是首选，因为放置是基于静脉血栓栓塞的风险，当风险降低时应移除[12]。可回收的下腔静脉滤器包括 Gunther Tulip、Optease、Recovery Nitinol 和 Cook Celect[12]。永久性（Greenfield）下腔静脉滤器不适合使用，因为其并发症发生率高，包括滤器局部血栓形成、下腔静脉血栓形成、下腔静脉壁穿透、滤器迁移和静脉炎后综合征[12]。

（四）并发症

妊娠期下腔静脉滤器的并发症与非妊娠期相同，包括滤器取出延迟、滤器倾斜、静脉壁穿孔、导丝缠绕导致滤器损伤、滤器移位、血栓后综合征、下腔静脉血栓形成或狭窄[12]。

六、子宫动静脉瘘

（一）概述

动静脉瘘是动脉和静脉之间的异常沟通，没有相应的毛细血管。它们可以是先天性的，也可以是后天性的，并且可以发生在身体的任何部位[12]。子宫动静脉瘘具体表现为后天性子宫动脉与子宫肌层静脉之间、先天性盆腔动脉与静脉之间的异常沟通（图 16-5）[60]。根据病因、部位和其他患者因素，部分动静脉瘘可能对患者造成危及生命的出血风险[12]。动静脉瘘的范围从无症状到表现为严重月经过多，可通过 MRI、宫腔镜或该区域的动脉造影进行诊断[12, 63]。子宫动静脉瘘的症状包括严重月经过多、不孕症或反复流产、下腹痛、性交困难、盆腔无症状搏动性肿块和贫血[12, 60]。

（二）病因及流行病学

子宫动静脉瘘是一种罕见的疾病：医学文献报道，1.0% ~ 4.5% 的盆腔出血患者存在子宫动静脉瘘，但真实发病率尚不清楚[60-62]。获得性动静脉瘘主要发生在育龄妇女，但文献中也报道了 18 ~ 72 岁的患

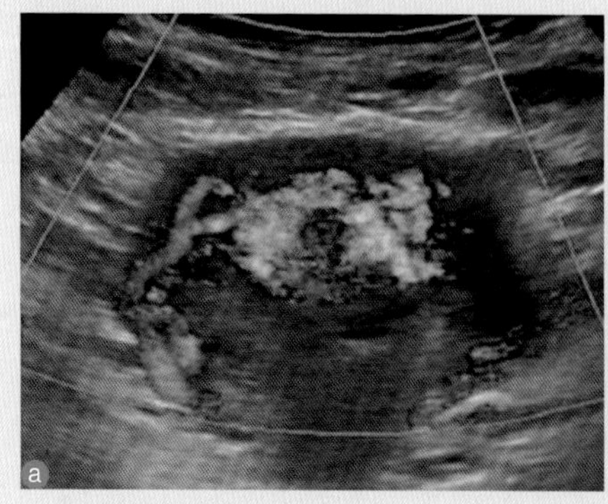
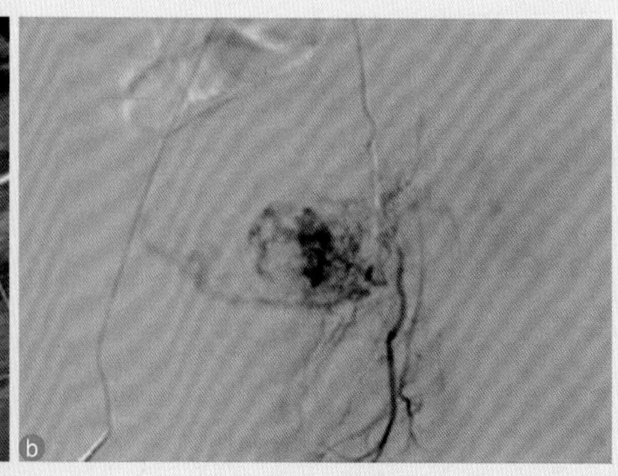

图 16-5 a. 超声图像显示剖宫产术后子宫动静脉畸形；b. 左侧子宫血管造影证实子宫动静脉畸形

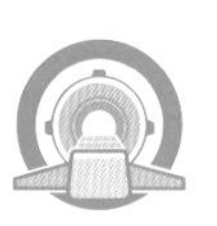

者[64]。动静脉瘘的影像诊断主要采用彩色和频谱多普勒超声，也可采用 CT 或 MRI。尽管目前主要用于需要栓塞的病例，但 DSA 仍被认为是“金标准”[60-61]。表 16-1 列出了先天性和后天性子宫动静脉瘘的原因。然而，每种病因的发病率目前尚不清楚[12，60]。

表 16-1　动静脉瘘病因[12，60]

病因	类型
原始脉管系统的异常发育	先天性
子宫内膜癌	后天性
接触己烯雌酚	后天性
妊娠滋养细胞疾病	后天性
人工流产	后天性
既往子宫手术（刮宫、剖宫产、子宫切除术）	后天性
取出宫内避孕器	后天性
创伤	后天性

（三）处理

动静脉瘘的处理取决于许多因素，包括表现、症状严重程度、血流动力学稳定性和患者特征，包括保留未来生育能力的愿望和年龄[12，61]。在急性期，主要的治疗目标是血流动力学稳定和控制出血，使用包括子宫填塞、15- 甲基前列腺素 $F_{2\alpha}$、雌激素、黄体酮、甲麦角碱和达那唑在内的医学措施[61]。过去，对有症状的动静脉瘘的最终治疗是在血流动力学稳定后切除子宫并可能结扎髂内动脉[12]。在血流动力学稳定且症状较轻的患者中，观察已被证明是有效的，因为在一项研究中，超过 60% 的超声诊断的动静脉瘘自行消退[65]。经导管栓塞动静脉瘘的栓塞剂包括金属弹簧圈、聚乙烯醇、明胶海绵和氰基丙烯酸酯正丁酯已被证明适用于紧急和非急性情况[61]。

（四）结果

由于数据的稀缺性，大多数结果信息来自文献中的病例报道。子宫动脉栓塞在一项研究中临床成功率为 93%，技术成功率为 100%，另外两项研究的长期成功率分别为 79% 和 90%[66-68]。既往文献已有报道子宫动脉栓塞术后的成功妊娠。2021 年发表的一项观察性研究描述了从栓塞到怀孕的时间为 3 ± 3 个月[69]。然而，需要做更多的工作来研究这种手术后的生育能力[70]。

（五）并发症

经导管栓塞治疗子宫动静脉瘘的并发症包括髂内动脉非限流性夹层、栓塞后盆腔疼痛和重复栓塞，而长期并发症包括子宫发育受限、子宫收缩乏力和子宫破裂[12，61，66]。文献中的并发症发生率非常低，总体平均小于 4%[66]。

七、输卵管再通术

（一）定义

· 子宫输卵管造影（hysterosalpingogram，HSG）：通过注射造影剂，在透视下显示子宫腔的形态及输卵管的形态和通畅程度。

· 选择性输卵管造影（selective salpingography，SSG）：通过将导管插入子宫 – 输卵管连接处，使用输卵管造影评估装置（radiographic tubal assessment set，RTAS）分别对每条输卵管进行造影[71]。

· 输卵管镜检查：用显微内镜检查输卵管。

（二）概述

输卵管再通术已成为合并近端输卵管阻塞的不孕症和生育能力低下妇女的一种治疗手段。它是通过将导管穿过子宫并使用造影剂进行子宫 – 输卵管连接处显像及通过输卵管的造影剂流动来完成的。如果观察到阻塞，则尝试将导管穿过阻塞并重新打通输卵管。该手术的成功率取决于所使用的影像引导设备类型，它是可用于治疗女性不孕症和生育能力低下的几种方法之一。它可以是单侧的，也可以是双侧的。

（三）流行病学

输卵管相关疾病与全球 25% ~ 30% 的女性不孕或生育能力低下有关[70]。在输卵管相关性不孕或生育能力低下的女性中，10% ~ 25% 有近端梗阻，这是由盆腔炎、子宫内膜异位症和输卵管痉挛等引起的[72-73]。与选择性输卵管造影或切除的输卵管病理检查相比，有效确定近端输卵管梗阻患病率的一个挑战是 HSG 诊断的假阳性率非常高[71]。

（四）适应证和禁忌证

该手术适用于诊断为输卵管近端梗阻且临床表现

为不孕或生育能力低下的患者。这种方法尤其有利于希望将来自然受孕的患者[45]。输卵管再通术最好在排卵前月经周期的卵泡期进行。该手术的禁忌证包括活动性盆腔感染、造影剂过敏、盆腔恶性肿瘤、双侧输卵管疾病和妊娠[73]。

（五）手术过程

该手术主要在 DSA、宫腔镜、超声和输卵管镜的指导下进行[72]。在影像引导下，通过观察每条输卵管造影剂流动情况来评估输卵管通畅程度[72]。将导管穿过输卵管阻塞区域，直到成像显示通畅[72]。

（六）术中影像引导及技术成功标准

该手术的主要挑战之一是子宫位置的改变，这可能会降低输卵管通管的成功率[5]。子宫畸形和息肉或子宫肌瘤的存在也可能影响手术的成功[5]。单侧输卵管近端梗阻患者再通后的妊娠和活产成功率更高（表 16-2）[72]。

（七）并发症

这种手术的主要并发症是痉挛和阴道出血，这两种情况都是轻微的，通常是自限性的[5]。更严重的并发症包括输卵管穿孔、附件感染和未来的异位妊娠[5]。根据所使用的影像引导类型，如果使用选择性输卵管造影，则存在与卵巢辐射暴露相关的风险[5]。如果输卵管再次闭塞，可以重复再通手术[72]。

表 16-2　应用不同类型的影像引导取得输卵管再通的有效性[72-73]

影响引导的类型	平均再通成功率（%，范围）	平均报道的怀孕率（%，范围）	平均报道活产率（%，范围）
选择性输卵管造影术	68.0（31 ~ 100）	34.0（22 ~ 55）	32.3（32 ~ 36）
腹腔镜	61.5（37 ~ 88）	35.0（23.5 ~ 43.0）	16.7（14.8 ~ 23.5）
超声成像	84	16	无
输卵管镜	81.6	29.9	无

第17章

介入放射学在肌肉骨骼系统疾病中的应用

Ibrahim Mohammad Nadeem 和 Prasaanthan Gopee-Ramanan 编

陈玉堂，方主亭 译

一、影像引导下的经皮肌肉骨骼活检

（一）背景

骨和软组织肿瘤是一类异质性较大的肿瘤，确诊通常需要组织病理学检查。在这些病例中，影像引导下的经皮肌肉骨骼活检（percutaneous image-guided musculoskeletal biopsy，PMSB）已成为一种常规操作。与外科开放活检相比，影像引导下经皮肌肉骨骼活检的并发症发生率较低，且临床重要并发症的发生率可以忽略不计[1]。影像引导下经皮肌肉骨骼活检时，患者的耐受性更好，疼痛也更少，并可得到早期的确定性诊断[1]。

（二）适应证和禁忌证

1. 适应证

· 确定或排除原发性或转移性骨与软组织肿瘤。

· 确定或排除肌肉骨骼系统的感染。

2. 禁忌证

· 用无创的影像学检查可明确诊断的良性病变。

· 活检结果不会改变治疗结果的患者。

· 无穿刺活检路径或难以清晰显示的病灶。

· 难以纠正的凝血功能障碍。

（三）活检前准备

· 多学科团队应包括在活检的管理中，并由一名肌肉骨骼系统或介入放射科医师、骨肉瘤外科医师和病理科医师组成。

· 术前影像学 MRI 检查是软组织肿瘤及肉瘤评估和局部分期的首选成像方式。用 CT 可以更好地评估骨骼病变。

（四）手术步骤

与其他介入手术一样，影像引导下的经皮肌肉骨骼活检通常采用单一或两种成像技术引导。超声和（或）CT 技术各自具有优缺点。大多数皮下软组织肿块和四肢软组织病变可在超声引导下进行活检。一般情况下，CT 扫描可以精确定位病变，识别进针点和路径，同时避开神经血管结构。在无菌条件和局部麻醉下进行，用 1% 的利多卡因通过 22 G 针麻醉皮肤、皮下和穿刺路径上的其他结构。22 G 针的位置通过 X 线透视和（或）CT 确定。一旦路径被确定，就使用同轴活检针来获取样本进行组织病理学分析。取下活检器械后，对进针点进行按压，直到止血彻底。

（五）术后护理

· 监测有无出血。

· 必要时可使用非甾体类抗炎药、对乙酰氨基酚或阿片类药物治疗疼痛。

（六）并发症

· 血肿。

· 神经和血管损伤。

· 骨折。

· 化脓性骨炎，特别是当手术的无菌操作不严格时。

· 反应性交感神经营养不良。

二、关节突关节（椎小关节）注射

（一）临床背景

局部腰背部疼痛见于脊柱椎小关节病变，这通常是由骨骼肌肉疾病或介入放射科医师在慢性背痛的背景下观察到的。长期的疼痛通常伴有脊柱活动范围受限，而脊柱旁触诊上的疼痛通常有助于定位受累的关节。腰背部的 MRI 或 CT 扫描可用于在使用非甾体类抗炎药物进行长期非手术治疗后和术前的诊断[2]。

（二）适应证和禁忌证

1. 适应证

· 疼痛确定或怀疑与关节突关节疾病有关。

2. 禁忌证

· 活动性感染是一种相对禁忌证。

· 凝血功能障碍。

（三）影像学检查

建议术前使用 X 线平扫、CT 或 MRI，以帮助术者了解解剖结构并制订手术计划，以及发现肿瘤、感染、骨折或脊柱畸形。

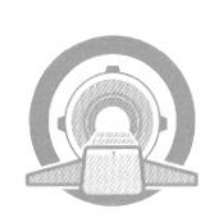

（四）术前

·进行病例核查，并获得知情同意。

·患者俯卧在 X 线机床上，用氯己定或碘溶液彻底消毒目标关节突关节表面的皮肤，并铺无菌手术单。

（五）术中

透视球管平行于感兴趣区的椎间盘和终板，透视机尽可能倾斜，以显示感兴趣区的关节突关节。在皮肤上做一个临时标记，用 1% 的利多卡因局部麻醉，在透视下将一根 25 G 脊柱针插入并进入小关节内，通常通过指尖的感觉确认是否进入（有“突破感”）。一旦在透视镜下注射造影剂确认已进入小关节突关节，将一根短的 Luer-Lock 延伸管连接到脊柱针末端，注射类固醇混合物，通常是 80 mg 的醋酸甲泼尼龙 1 mL 和 1 ~ 2 mL 0.25% ~ 0.50% 的丁哌卡因[3]。有时，由于明显的骨赘形成，很难刺中或进入关节突关节。如果不可能进行关节突关节注射，关节周围注射则是一种适当的替代方案。

（六）术后

腰痛几乎会立即缓解（长效麻醉剂），从而确定了诊断和治疗作用[3]。类固醇的治疗效果持续时间从几个月到 1 ~ 2 年[3]。

（七）并发症

出血和感染是罕见的并发症。

三、经皮椎体强化术

一般来说，骨质疏松症和恶性肿瘤可导致椎体塌陷，从而导致严重的疼痛。如果患者无法接受或药物治疗（镇痛和疼痛管理）无效，这是一个经皮增加椎体高度的适应证（椎体成形术和椎体后凸成形术）。经皮椎体成形术是一种广泛应用的安全有效的治疗选择，需要在透视下注射骨水泥（成分）[4]。

（一）术前

·禁忌证包括通过药物治疗疼痛充分缓解、活动性局部或全身感染、无法纠正的凝血功能障碍和对骨水泥过敏[5]。

·患者首先是通过病史、体格检查和血液检查来评估凝血状态。

·抗血小板和抗凝治疗应在治疗前 1 周停用，除非另有禁忌证。

·MRI 是首选的检查方法，即短反转时间反转恢复（short inversion time inversion recovery，STIR）序列，以确认导致椎体塌陷和随后症状的病因。如果有 MRI 检查的禁忌证，可行核素骨扫描[4]。

·在术前，应进行神经系统检查，以确定神经系统的基线状态。该过程包括在透视引导下注射骨水泥，最常见的是聚甲基丙烯酸甲酯（polymethyl methacrylate，PMMA，图 17–1）。

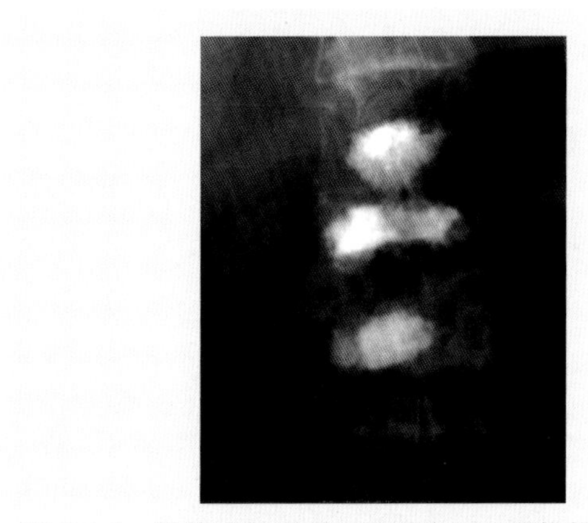

图 17–1　椎体成形术后透视图像显示腰椎椎体内骨水泥

（二）术后

·术后护理包括在注射部位加压包扎以实现止血。

·患者保持仰卧位至少 2 小时，然后重复神经系统检查。

·并发症包括感染、出血、短暂性神经根病、骨水泥漏入椎管和化学性肺栓塞[4]。

参考文献

扫码查看

第18章

介入肿瘤学

Lazar Milovanovic 和 Ashis Bagchee-Clark　编
周艳峰，方主亭　译

一、介入肿瘤学程序

程序可分为具有诊断目的的程序和具有治疗目的的程序。诊断程序包括细针穿刺、芯针活检和真空辅助活检，这3种方法都是为了收集组织进行组织病理学检查。这些步骤在第7章经皮穿刺活检中进行了更详细的讨论。本节将重点讨论介入肿瘤学的治疗程序，这些程序可以作为患者的主要治疗选择，但更经常与常规疗法联合使用，以增加治疗并改善结果[1]。

治疗性介入肿瘤学程序可进一步分为消融术和栓塞术。消融术直接靶向并破坏肿瘤细胞，而栓塞术则以间接的方式进行[2]。这两种技术都采用影像引导，允许通过经皮技术以微创的方式进行治疗。

表18–1描述了不同的影像引导消融和栓塞技术。表18–2概述了这些技术治疗的不同情况、治疗适应证和治疗结果。表18–3包含了介入肿瘤手术的层次总结，以及介入肿瘤学家在治疗过程的每个步骤中所执行的程序示例。

表18–1　介入肿瘤术式[2]

术式	促进细胞死亡的作用方式
消融	
化学	向肿瘤内注射化学物质
射频	由于摩擦能使组织发热
不可逆电穿孔	破坏细胞膜电位梯度
冷冻消融术	细胞内冷冻和电化学梯度破坏
微波	组织因电磁能量加热
高强度聚焦超声	由于超声波引起的组织加热和凝固
栓塞	
经动脉栓塞	输注栓塞物质以闭塞供血肿瘤的动脉
动脉内的化疗	将化疗药物输注到输送肿瘤的动脉中
经动脉化疗栓塞	输注化疗药物，然后将栓塞物质注到喂养肿瘤的动脉中
经动脉放射栓塞	输注装载放射性同位素的微球，然后将检塞物质注射到肿痛供血的动脉中

表18–2　介入肿瘤学术式[1]

术式	适应条件	适应证	结果
动脉内治疗（TACE、DEB-TACE、空白微球栓塞）	肝细胞癌	低MELD评分等待移植患者； 不适合外科治疗患者的挽救治疗	与支持治疗相比，可提高1年、3年和5年的生存率[6]
经皮消融（RFA、冷冻消融、MWA、IRE）	肝、肺、肾肿瘤	不适合手术切除的局限期肺、肝或肾疾病的患者的主要治疗； 替代治疗难治性疼痛骨骼转移的疼痛缓解	根据具体治疗情况，RFA大多数情况下适用； HCC生存期危险因素包括病灶大小和CEA水平[1]
辅助门静脉栓塞术	等待肝脏手术患者	术前增大残肝体积	辅助治疗
辅助经皮胆管引流术	肝胆癌或胰腺癌	胆管引流用于肿瘤侵袭和（或）压迫胆管后继发的胆管梗阻	辅助治疗

注：TACE：经导管动脉化疗栓塞术；DEB-TACE：药物洗脱微球–经导管动脉化疗栓塞术；RFA：射频消融；MWA：微波消融；IRE：不可逆性电穿孔；MELD：终末期肝病模型；HCC：肝细胞癌；CEA：癌胚抗原。

表18–3　肿瘤介入目标

介入目标	由介入医师进行的肿瘤介入过程示例
组织诊断	CT、超声或X线透视引导下的活检
对症治疗； 姑息治疗	肾造瘘治疗膀胱癌继发的梗阻； 肾癌或膀胱癌出血的栓塞治疗； 上腔静脉支架治疗上腔静脉阻塞综合征； 气管、食管、胃、十二指肠和结肠支架置入术； 胃肠道营养管植入； 疼痛缓解
补充治疗	输液港植入
桥接手术和化疗	肝肿瘤经导管动脉化疗栓塞； 结肠支架置入术
治疗	肿瘤消融

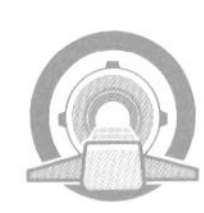

二、　影像在介入肿瘤学中的作用

介入肿瘤学中的成像用于术前治疗计划、术中靶向和监测及术后监测。介入肿瘤学成像优先考虑实时成像，减少扫描时间和降低放射剂量，而不是诊断最高质量的成像[3]。在术前治疗计划中，需要最高质量的成像，可以包括解剖学（CT、MRI）和生理学（单光子发射计算机断层扫描、PET）成像。术前成像需要评估该手术有无医学适应证，在技术上是否可行，以及如何最好地接近治疗目标，包括解剖变异和相关的附近结构。

目前，术中定位的方法包括将 CT、X 线扫描、MRI 和超声作为治疗过程中定位的一维平面成像。目前大多数血管介入设备可提供三维成像和针对病变的多种治疗方法。

对于术中监测，介入肿瘤学的一个重要挑战是使用已知的随手术完成而变化的参数来评估治疗的充分性。术中指标的例子包括栓塞后的血流评估、造影剂摄取和磁共振灌注等。手术完成后，定期使用成像来评估治疗的有效性，并确定并发症、复发或其他不良结果。术后影像学集中于组织增强和结节生长的序列影像学。

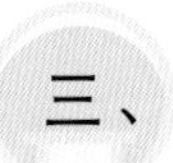

三、　肿瘤委员会 / 多学科查房

治疗癌症很少是单一性的：考虑到许多不同的癌症治疗方法及其破坏肿瘤细胞的不同作用机制，当肿瘤学家和其他跨学科的医师参与到患者的护理中时，通常可以观察到最有效的医疗保健结果。其他医疗保健专业人员包括护士、病理学家、遗传咨询师、社会工作者、物理和职业治疗师对实现最佳的患者治疗效果也至关重要。

因此，多学科查房是以患者为中心的癌症管理护理模式的重要组成部分，它们为放射科医师、病理学家、内科肿瘤学家、外科医师和放射肿瘤学家之间的诊断和治疗提供了一个场所。目前，放射科医师在恶性肿瘤的诊断和特征描述中发挥着至关重要的作用，介入放射科医师通过微创组织活检收集组织样本进行病理分析，而诊断放射科医师则通过评估影像扫描确定终末期癌症患者的特征。

四、　介入肿瘤学的当前趋势

介入肿瘤学是肿瘤学领域中令人兴奋且不断发展的一种方式[4-7]。介入肿瘤学改变了癌症治疗的格局，如在肝细胞癌的治疗中，它允许化疗优先递送到癌组织数量较大的区域[8-9]。越来越多的证据表明，栓塞、化疗栓塞和消融治疗可以治疗恶性病变，这促使介入肿瘤学许多不同领域的研究进一步集中，并在肿瘤学实践中使用新的介入放射学设备和程序进行初级、辅助、支持和姑息治疗。药物洗脱珠就是一个例子，许多用于栓塞的新型微球具有电荷，允许特定的化疗药物（如伊立替康）被装载并以局部方式递送。然而，仍有许多有效的化疗药物目前无法装载到现有的微球上[10]。常规肿瘤学和免疫治疗之间也存在潜在的协同效应，这是另一种扩展的癌症护理模式，也是当前的研究领域[11]。

最近完成和正在进行的临床试验侧重于表征介入肿瘤手术的具体作用，以及其相对于当前标准治疗的存活率、发病率和死亡率[4-7]。介入肿瘤学目前通常被认为是癌症治疗的第 4 大支柱，与外科、放射肿瘤学和内科肿瘤学并列[12]，可以作为主要治疗方法，也可以与其他治疗方法结合使用[13]。

参考文献

扫码查看

第19章

介入放射学在外周血管疾病中的治疗

Eva Liu 和 Jason Martin　编

朱晓黎　译

一、 危险因素

（一）可纠正的危险因素

· 吸烟。
· 糖尿病。
· 血脂异常。
· 高血压。

（二）不可改变的危险因素

· 高龄。
· 男性，绝经后的女性。
· 家族史 / 遗传因素。
· 社会经济状况 / 种族。

吸烟仍旧是外周动脉疾病（peripheral arterial disease，PAD）最严重的危险因素之一，估计其致病风险高达 76%。无论是当前吸烟者还是有过吸烟史的人，其罹患外周动脉疾病的风险均比较高，但戒烟可以降低风险和疾病的进展。主动吸烟与更严重的跛行、支架失功和截肢率增加有关（图 19–1）。

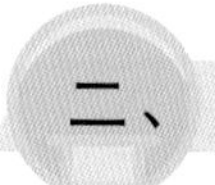

二、 鉴别诊断

下肢痛的鉴别诊断包括动脉跛行、糖尿病神经病变、椎管狭窄和髋关节炎（图 19–2）。准确的诊断基于详细的病史询问及体格检查。

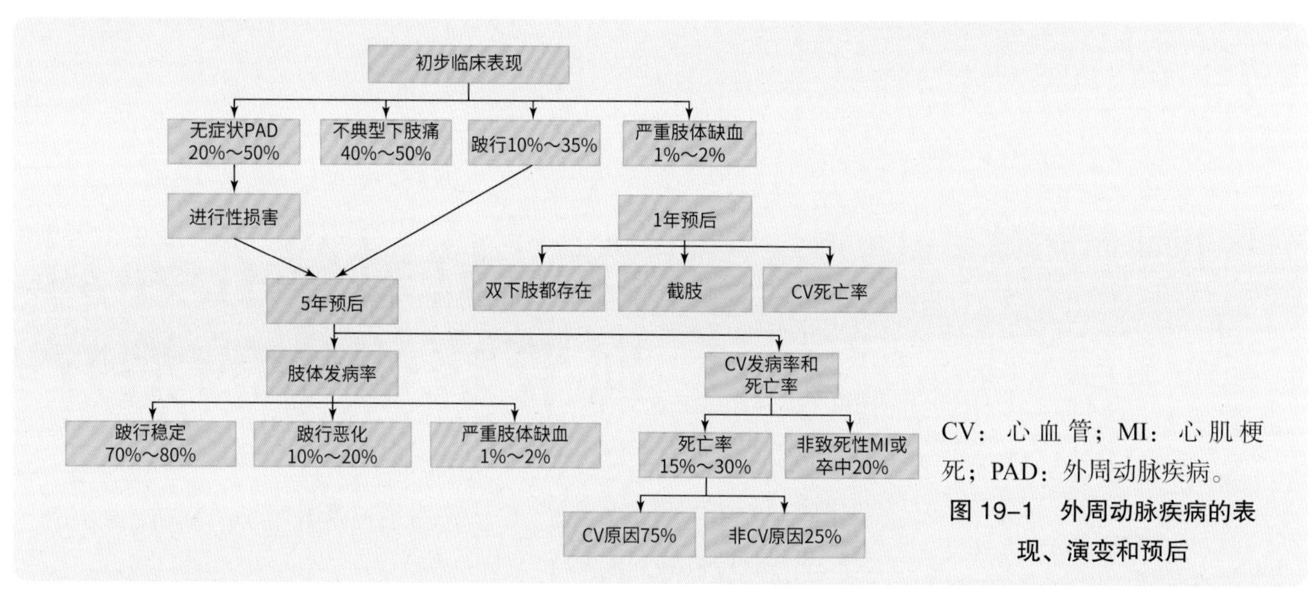

CV：心血管；MI：心肌梗死；PAD：外周动脉疾病。

图 19–1 外周动脉疾病的表现、演变和预后

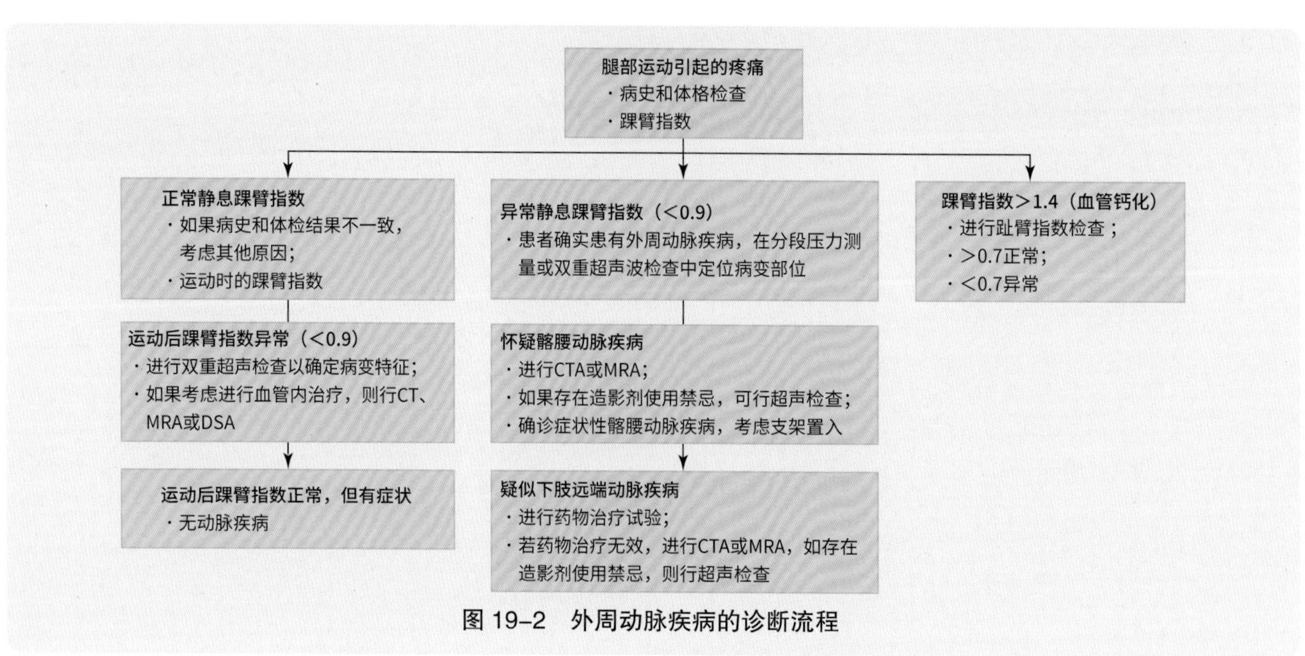

图 19–2 外周动脉疾病的诊断流程

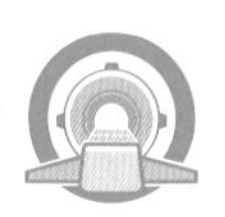

（一）动脉跛行

动脉跛行通常表现为小腿或臀部的挤压性抽筋，通常在步行一小段距离（如 10 ~ 25 步，100 m、200 m）后即出现该症状，休息几分钟后可缓解。

严重肢体缺血是一种比动脉跛行更严重的疾病，可表现为静息性缺血性疼痛或组织丧失。静息性缺血性疼痛的特征是静息时脚趾出现持续性疼痛。组织缺失指的是足部未愈合的溃疡或坏疽性改变。

（二）糖尿病神经病变

糖尿病神经病变很难与外周动脉疾病区分开来，因为一些患者可以表现为双侧脚趾持续疼痛，类似严重的肢体缺血。糖尿病神经病变导致的感觉障碍也可能难以解释一些体格检查结果。

无创多普勒超声检查结果可用于将超声显示的动脉狭窄与患者的症状相关联。患者症状与超声显示的血管狭窄程度不符，并且患者有糖尿病病史，这可能提示糖尿病神经病变的存在。如果双下肢症状对称，但只有一条腿上出现了狭窄，并且患者有糖尿病病史，也可能存在糖尿病神经病变的可能性。

然而，这两种情况可能同时存在于同一患者身上，因此确定哪种因素是导致患者出现症状的主要原因，并判断是否需要进行干预，是一个具有挑战性的诊断问题。

（三）椎管狭窄

椎管狭窄与跛行症状相似，两者均在运动时出现，休息时缓解。然而，椎管狭窄引起的疼痛通常沿着腿部放射，并可被描述为烧灼感，这在动脉跛行症状中是不典型的。此外，椎管狭窄的疼痛通常与体位有关，可以通过特定的背部姿势来诱发或缓解。通常还伴有背部疼痛，该疼痛也受体位影响。

（四）髋关节炎

髋关节炎通常表现为腹股沟区域的疼痛或酸痛，行走或负重时疼痛加重，休息时缓解。髋关节炎可以通过物理疗法或按摩疗法得到改善，而这在间歇性跛行患者中并不常见。在体格检查中，患者可能在做某些髋部动作时感到疼痛，这也是间歇性跛行症的非典型表现。

三、　解剖

（一）一般原则

· 间歇性跛行症患者应戒烟、运动和尝试药物治疗。在患者未能从非手术治疗中获得改善的情况下，跛行严重影响了生活方式，可以考虑血管成形术。

· 患者若休息时出现缺血性疼痛和导致组织损伤的严重肢体缺血，则应接受血管成形术，以恢复足部的动脉血供。

· 在进行血管成形术前应评估流入道（腹主动脉 – 髂动脉）和流出道（腘下动脉）情况。如果症状持续存在，应首先进行流入道病变的血管重建，然后再进行流出道病变的治疗。

· 接受血管成形术的患者应积极管理心血管风险因素，因为这些患者的心肌梗死、卒中和心血管死亡风险非常高。

· 每次就诊时应进行足部检查，以避免足部截肢。

（二）适应证

血管成形术在外周动脉疾病中有两个明确的适应证：严重肢体缺血和导致功能受损的跛行症 [1-2]。

（三）禁忌证

外周血管支架成形术没有绝对禁忌证。肾功能不全者术中可能限制碘造影剂的使用。对于肾功能不全或对造影剂过敏的情况可以进行二氧化碳血管造影。孕妇禁止使用放射线检查 [1-2]。

四、　特定的血管成形

（一）一般原则

在血管成形术中，介入医师采用腔内或内膜下开通的方法用导丝穿过病灶。腔内方法是使用导丝和导管找到一个通向真腔的开口点。内膜下方法是使用导丝在血管内膜和内膜层之间形成新腔，然后介入医师用导丝穿过狭窄段回到真腔。在用导丝成功穿越狭窄或闭塞后，采用经皮球囊血管成形术以扩张狭窄的血管腔。然后介入医师根据残余狭窄程度、病变长度和病变位置来决定是否需要放置支架。在手术结束前，进行完整的血管造影以观察血管重建的通畅性。

（二）髂动脉疾病 [1]

髂总动脉是血管成形术的最佳目标。支架手术的初始成功率＞ 90%，并发症发生率＜ 2%，5 年通畅率约为 80%（图 19–3）。回顾性研究显示，泛大西洋学会专家共识（trans-Atlantic inter society consensus，TASC）认为 A ～ D 病变的治疗后初始通畅率可接受（图 19–1，TASC 分类见下文）。如果认为跛行症状是由髂骨疾病引起的，应首先进行无创动脉多普勒超声检查，然后行 CTA，目的是随后进行经皮或开放血管成形术。

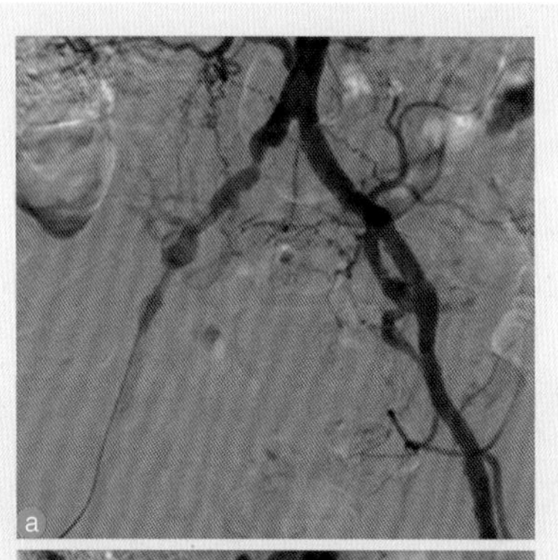

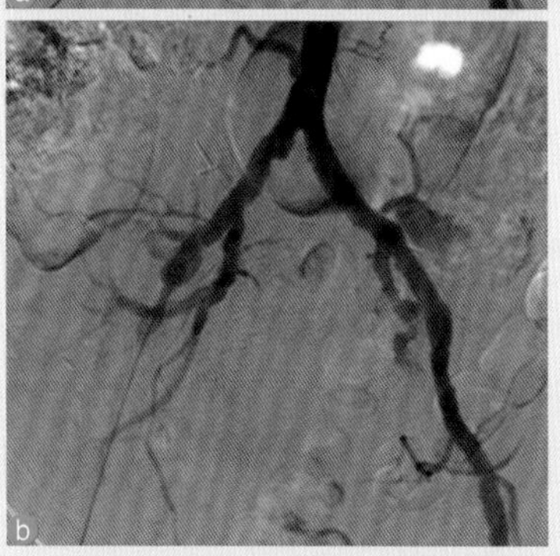

图 19–3 a. 左髂总动脉支架和右髂总动脉狭窄；b. 用自膨式支架治疗的右髂总动脉狭窄

一项包括 6 项试验（2116 名患者）的荟萃分析显示，PTA 与支架成形术在手术并发症或 30 天死亡率方面没有显著的统计学差异 [1]。支架组在 4 年的随访中显示出更高的手术成功率和更好的初始通畅性 [1]。

（三）腹股沟段病变

相比于主髂动脉疾病，腹股沟段血管成形术的获益不太明显。对于短时间的局灶性病变可以取得很好的效果。随着时间的推移，病变越长，通畅率越低。股总动脉（common femoral artery，CFA）、股浅动脉（superfcial femoral artery，SFA）和腘动脉都是相对较浅的血管。坐着、站立和劳累都会影响这些浅表血管的通畅性（图 19–4）。由于理论上存在支架断裂伴髋屈曲的风险和血管穿刺部位缺失的潜在风险，股总动脉动脉内膜切除术仍然是股总动脉病变的首选治疗方法 [2-3]。

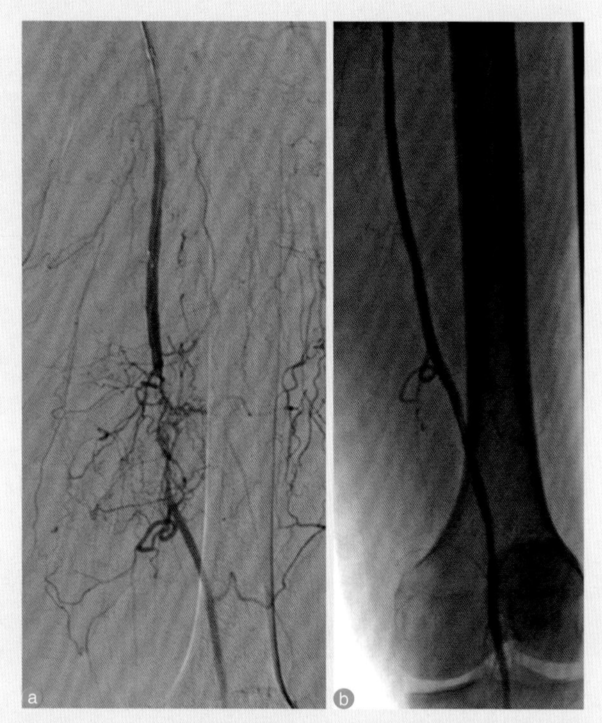

图 19–4 a. 股浅动脉闭塞；b. 股浅动脉闭塞的血管成形术和支架置入术治疗

（四）球囊血管成形术与股浅动脉支架置入术

球囊血管成形术技术成功率高，但与其他血管支架术相比再狭窄率较高 [4-7]。由于球囊扩张支架易在受压时变形，其在股浅动脉中的应用已被自膨式镍钛合金支架所取代。对于短病变（＜ 5 cm），应采用球囊血管成形术和临时支架置入术；对于大病变（＞ 5 cm），初始支架置入术是合理的选择。

支架断裂与早期再狭窄和闭塞有关 [4]。使用多个重叠的长支架时，支架断裂的发生率最高，而使用单个短支架时，支架断裂的可能性最低 [5-7]。

（五）胫腓段病变

胫动脉和腓动脉疾病很少单独发生，不太可能是功能性跛行的唯一原因。胫动脉和腓动脉病变常见于糖尿病和终末期肾病患者。与更近端血管的干预相比，技术成功率和通畅度降低，并发症更常见。支架置入

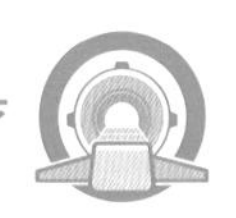

较球囊血管成形术有更好的改善血管通畅的效果，但临床预后（如死亡率、肢体保留）和其他发病率的降低尚未得到证实[4-7]。

五、　分类

血管疾病的分类基于 TASC 共识关于外周动脉疾病管理的文件（图 19–5、图 19–6[8]）。

（一）手术

关于 Seldinger 技术的概述，请参阅关于动脉通路的章节（第 8 章）。

使用 18 G 或微穿刺套件建立血管入路。通过 DSA 来评估血流是否通畅，以及特定的狭窄区域（图 19–7）。用导引导丝穿过病变部位。导丝必须足够长以交换支架输送装置。根据生产支架厂家的推荐，选择合适尺寸的血管鞘，以便送入球囊导管或支架释放系统。

如果首先进行血管成形术，就应在病变处球囊扩张 1 ~ 2 分钟，球囊膨胀直径不超过血管直径。当残留的狭窄为 30% ~ 40% 或限制性内膜夹层出现时，释放支架。球囊扩张式支架必须与血管直径相匹配，但自膨胀支架可以较血管直径增大，以维持血管壁的径向力。由于球囊扩张式支架比自膨胀支架更坚硬，也更不容易追踪。因此，偏好使用较小的球囊可以帮助通过支架装置。

支架的长度应覆盖病变的长度。如果需要多个支架，应使用 1 ~ 2 cm 的重叠支架，支架首先放置在远端，然后向近端延伸。

血管造影评估干预结果，远端成像有助于排除干预后的栓塞。

A型病变
- 髂总动脉的单侧或双侧狭窄
- 单侧或双侧单一的短（≤3 cm）的髂外动脉狭窄

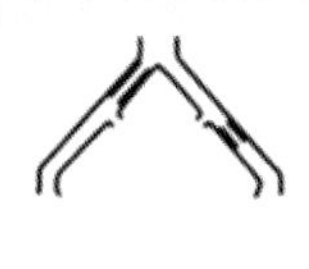

B型病变
- 肾下主动脉短（≤3 cm）的狭窄
- 单侧髂总动脉闭塞
- 单个或多个狭窄，共3～10 cm，涉及髂外动脉而不延伸到股总动脉的狭窄
- 不涉及髂内动脉或股总动脉起源的单侧髂外动脉闭塞

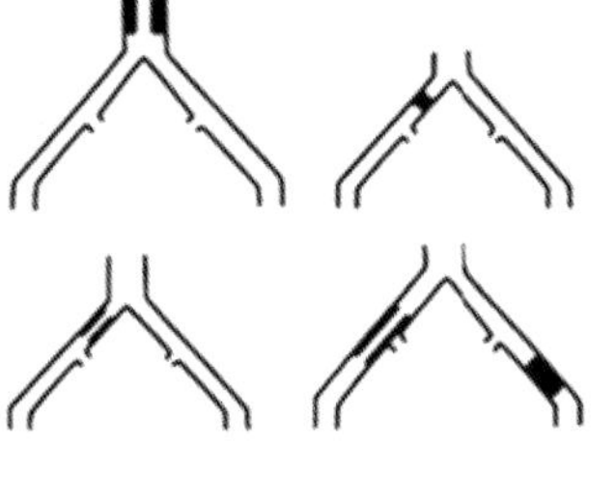

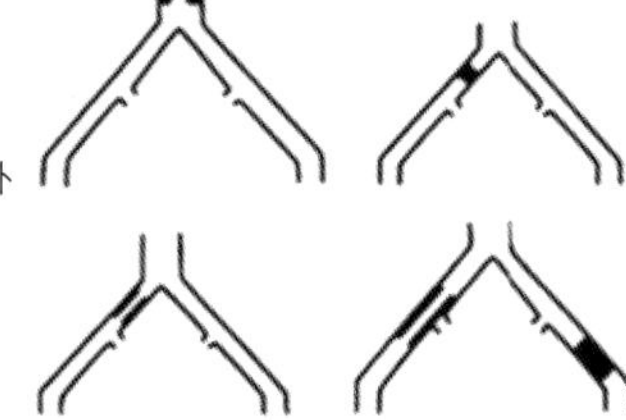

C型病变
- 双侧髂总动脉闭塞
- 双侧髂外动脉狭窄长3～10 cm，未延伸至股总动脉
- 延伸至股总动脉的单侧髂外动脉狭窄
- 单侧髂外动脉闭塞，涉及髂内侧和（或）股总动脉的起源
- 重度钙化的单侧髂外动脉闭塞，伴有或不伴有髂内侧和（或）股总动脉起源的受累

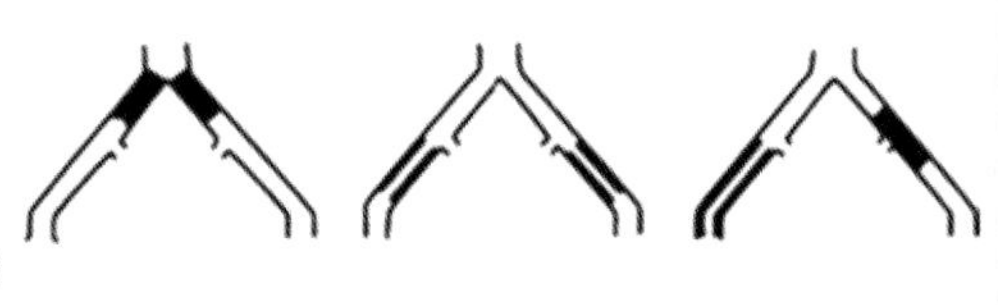

D型病变
- 肾下主动脉–髂动脉闭塞症
- 涉及主动脉和两条髂动脉的需要治疗的弥漫性疾病
- 涉及单侧髂总动脉、髂外动脉和股总动脉的弥漫性多发性狭窄
- 髂总动脉和髂外动脉的单侧闭塞
- 双侧闭塞的髂外动脉
- 须治疗的腹主动脉瘤患者的髂动脉狭窄，不能接受支架放置或其他病变需要开腹主动脉或髂动脉手术

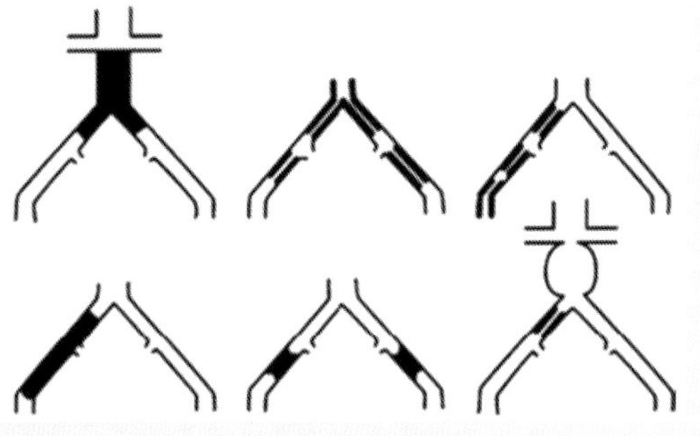

图 19–5　主动脉—髂外周动脉病变的 TASC Ⅱ分型

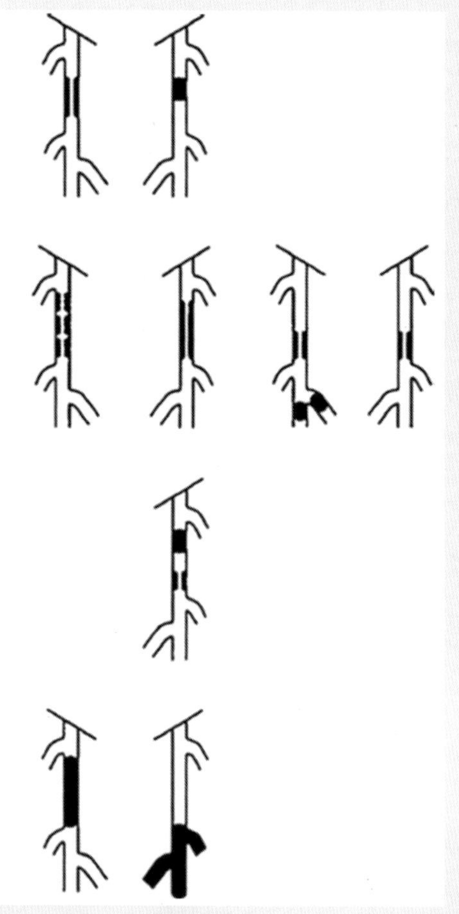

图 19-6　股腘外周动脉疾病的 TASC Ⅱ分型

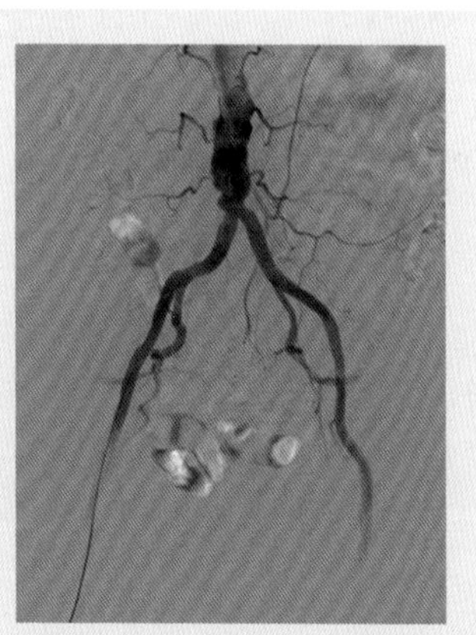

图 19-7　在腹主动脉远端经导管行主动脉造影

（二）并发症

· 穿刺部位出血（血肿或假性动脉瘤）。
· 感染。
· 动脉夹层。
· 造影剂肾病。
· 远端栓塞。
· 支架断裂。
· 支架内血栓形成或再狭窄。
· 动脉破裂。
· 动脉痉挛。

六、结果

（一）股腘动脉支架置入术与 PTA

对股腘动脉 PTA 有利的相关变量包括跛行、非糖尿病患者、近端病变短、远端血流良好、PTA 后血管造影上无残余狭窄和踝肱指数（ankle-brachial index，ABI）改善> 0.1[9-11]。

股腘动脉 PTA 的 1 年通畅率为 47% ~ 86%，3 年为 42% ~ 60%，5 年为 41% ~ 58%[9-16]。对于股腘动脉支架置入术，1 年通畅率为 22% ~ 86%，3 年为 18% ~ 72%[17-19]。

有关股腘动脉药物洗脱支架的文献仍在不断报道。SIROCCO 试验 18 个月的结果显示，缓释西罗莫司洗脱支架组无再狭窄，而快速药物洗脱支架组和无涂层支架组的再狭窄率分别为 33% 和 30%[20]。

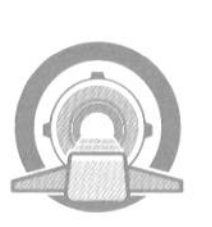

（二）髂动脉 PTA 与支架置入术

对于髂动脉 PTA 技术的初始临床成功率＞90%，5 年通畅率为 54% ～ 92%[12，21-26]。髂动脉支架置入术治疗血管狭窄 3 年通畅率为 41% ～ 92%，治疗血管闭塞 3 年通畅率为 64% ～ 85%[27-44]。支架确实可以改善髂动脉 PTA 的预后，且不会增加并发症的发生率。与通畅率降低相关的因素包括流出血管质量差、缺血的严重程度和狭窄段长度延长[12，21-44]。

（三）腘下动脉支架置入术与 PTA

PTA 主要用于严重肢体缺血的情况。临床成功比血管造影的改善更重要，因为如果没有后续损伤，侧支血流可能足以维持组织灌注（图 19–8[45]）。腘下血管 PTA 的 1 年通畅率为 40% ～ 81%，2 年为 78%[46-49]。1 年较高的肢体挽救率可达 77% ～ 89%[46-49]。合并糖尿病和肾衰竭是肢体丧失的危险因素[46，50]。

七、　内膜增生

管腔内操作后的血管损伤导致血管内膜增厚——内膜增生（intimal hyperplasia，IH）。多由于弥漫性节段性狭窄或置入多个支架时再狭窄率较高[17，51]。动物研究表明，慢血流会促进血栓形成及更明显的内膜增生[52-53]。内膜增生的发生率与动脉血管内径有关。支架内膜血栓可以显著地降低较小动脉的有效循环，导致较小动脉的再狭窄率增加。在研究该假说机制时，发现支架再狭窄率随血管内径减小而增加：股浅动脉近端 4%，股浅动脉中段 10%，股浅动脉远端＞18%[51]。金属支架被做得更小，通过改进网眼设计来减少再狭窄[54]。

目前正在探索几种干预措施或改进措施以改善内膜增生的发病率。改良支架的聚合物覆盖层可以改善支架的通畅性。移植物网眼孔径改良和覆盖涤纶或聚四氟乙烯支架移植物也在研究中[55-57]。具有抑制内膜增生的药物载体系统的支架也在研究中。SIROCCO 研究报道了表面涂有西罗莫司（一种具有免疫抑制活性的内酯）聚合物的自膨式镍钛合金支架[58]。

八、　一般原则：手术准备

注意：以下原则适用于局部麻醉，而不适用于全身麻醉。

· 术前准备：重点关注病史、体格检查、实验室检查（全血计数 / 电解质，凝血酶原时间 / 部分凝血激活酶时间凝血曲线）。

· 术前、术中和术后的生命体征，特别是对于服用心脏药物的患者。

· 术前要适当禁食 / 禁饮状态。

· 根据内科 / 血液科的建议，确认适当遵守抗凝药物停药指导。

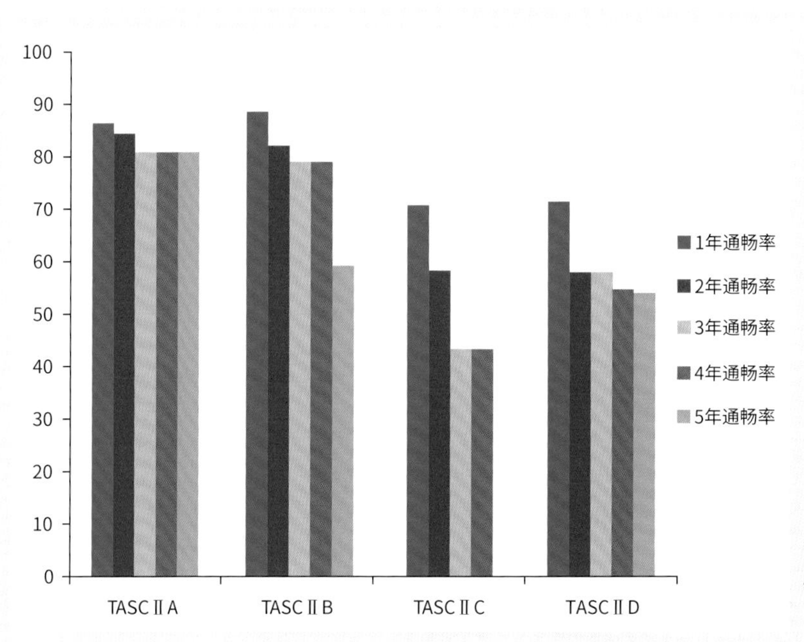

图 19–8　股腘介入治疗。TASC Ⅱ 分类中的主要通畅性。回顾性研究纳入 511 例患者共 639 条肢体使用自膨式镍钛合金支架[45]

参考文献
扫码查看

第20章

介入放射学在淋巴系统疾病中的应用

Anna Hwang 编

张金龙 译

一、诊断性淋巴管造影术

在尝试任何治疗干预之前，必须定位淋巴渗漏部位。诊断方法包括足部淋巴管造影术、结内淋巴管造影术、非对比增强磁共振淋巴管造影术和动态增强磁共振淋巴管造影术（direct contrast enhanced MR lymphangiography，DCRML）。

（一）足部淋巴管造影术

· 足部淋巴管造影术是最古老的淋巴管造影方式，需要将脂质造影剂——碘化油注入足背的淋巴管中。

· 该手术技术水平要求较高，因为必须要切开足背，仔细显露淋巴管并进行插管[1]。

· 将碘化油注射到插管的淋巴管中，并在其沿腿部向上进入中央淋巴管时进行间歇透视监测[1]。

· 通过透视观察造影剂的外渗来确定泄漏的位置。

· 足部淋巴管造影术很耗时，因为造影剂可能需要几个小时才能到达感兴趣区[2]。

· 并发症包括足部切口处损伤、感染、腿部水肿和轻度肺栓塞[1，3]。

（二）结内淋巴管造影术

自 2012 年以来，结内淋巴管造影术因其更高的成功率和相对容易的操作，很大程度上取代了足部淋巴管造影术[4-5]。

· 通过超声定位合适的腹股沟淋巴结，并用 26 G 针进行穿刺。

· 确定穿刺针位置正确后，向淋巴结内注入 3 ~ 6 mL 的碘化油，采用透视进行监测[6]。

· 由于腹股沟淋巴结比足部淋巴管更靠近腹部和胸部，造影剂到达目标位置的速度更快，到达部位时稀释较少。

· 注射碘化油后，平均需要大约 40 分钟才能看到胸腔导管[7]。

· 并发症包括疼痛、感染和轻微的肺栓塞[1，8]。

（三）非对比增强磁共振淋巴管造影术

非对比增强 T_2 加权磁共振淋巴管成像是一种对中枢和外周淋巴管成像的有用的非侵入性方法。无血流、缓慢流动的液体产生高 T_2 信号，可以显示外周淋巴系统的不同部分及中枢淋巴系统的各个部分[5]。然而，这种方法并不能提供任何有关淋巴流动的有用信息。此外，如果没有造影剂，较小的淋巴管很难辨别[5]。

（四）动态增强磁共振淋巴管造影术

动态增强磁共振淋巴管造影术是一种相对较新的技术，将基于钆的造影剂注入腹股沟淋巴结并进行 MRI。以前，造影剂注入皮内或皮下，对肢体成像有用，但由于造影剂稀释，对中心淋巴管成像无效。

· 动态增强磁共振淋巴管造影术绕过下肢，可快速有效地对中央淋巴管进行成像[5]。

· 动态增强磁共振淋巴管造影术中使用的钆基造影剂黏度比碘化油低，因此可以更灵敏地检测腹部渗漏[1]。

· 动态增强磁共振淋巴管造影术可作为淋巴管造影术的替代方法，对所有没有磁共振禁忌证的患者（如植入的电子设备）都是安全的。

· 并发症通常很轻微，包括感染、局部疼痛和造影剂反应[5]。

二、治疗过程

在大约 50% 的病例中，侵入性淋巴管造影术本身具有治疗作用，无须进一步治疗[2]。然而，在难治性病例中，需要硬化治疗或栓塞术来控制淋巴渗漏。

1. 硬化治疗

硬化治疗是采用如乙醇、醋酸、聚维酮碘、强力霉素或博莱霉素等硬化剂来堵塞渗漏部位。

· 常用于辅助治疗局限性淋巴液囊性病变[9]。

· 硬化剂经皮注入囊肿内，数小时后进行引流。

· 硬化剂的作用是对邻近组织造成炎症和损害，由此产生的炎症反应有助于囊肿塌陷和填充空洞。

· 并发症包括皮肤起疱、溃疡、肿胀、瘢痕、疼痛和神经损伤[10]。

2. 栓塞术

栓塞术通常是通过淋巴管造影术定位靶点后，用钢圈和胶水（NBCA 胶）进行栓塞。钢圈提供了胶水聚合的框架，促进机械堵塞[11]。有以下几种不同的栓塞术。

（1）淋巴管假性动脉瘤栓塞术

淋巴管假性动脉瘤是一个小的、包含收集的外渗

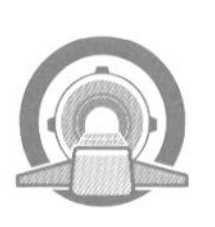

淋巴液[4]。

· 淋巴管假性动脉瘤可以用连接一个小注射器的 21 G 针穿刺。

· 在注入碘化油测试确认穿刺的正确位置后，注入 NCBA 和碘化油的胶水混合物可以完全填充淋巴假性动脉瘤。

· 整个过程由透视或 CT 引导[4]。

（2）最近上游淋巴结栓塞术

使用这种技术，将最接近泄漏部位的淋巴结作为栓塞剂的注射点。

· 通过淋巴管造影定位目标淋巴结，可在透视或 CT 引导下用 22 ～ 25 G 针直接穿刺[1]。

· 穿刺后可试验性注入碘化油测量淋巴结与外渗点之间的距离。如果介入放射科医师认为淋巴结离渗漏点太远，栓塞剂会过早聚合，则会选择另外的淋巴结。

· 在找到合适的淋巴结后，注入 Lipiodol 和 NBCA 的胶状混合物，填充引流淋巴管[4]。

（3）直接上游淋巴管栓塞术

产生渗漏的淋巴管也可以成为栓塞的目标。

· 经淋巴管造影定位后，在透视引导下用 21 G 针穿刺淋巴管[4]。

· 使用 Seldinger 技术，将一根短导丝通过导针插入，扩张器的鞘穿过导丝进入淋巴管。

· 可以注入测试碘化油，以确保血管得到适当的插管，然后，将 NBCA 和碘化油的胶水混合物注入淋巴管中[4]。

栓塞的并发症可能包括短暂性疼痛、肺栓塞（通常是轻微的）、腿部肿胀、腹部肿胀和腹泻[1，9]。

三、　乳糜胸

乳糜胸发生在乳糜液渗漏到胸膜间隙时，通常是由于术后胸导管损伤所致。乳糜胸的其他病因包括淋巴瘤、肺癌和肺结核。胸导管是体内最大的淋巴管，它输送来自肝和肠内淋巴网络及下肢的淋巴液[2]。流经胸导管的淋巴是乳糜，这意味着乳糜中含有高浓度的蛋白质和脂肪，这些蛋白质和脂肪是从肠内和肝淋巴网络携带过来的。乳糜胸可因必需蛋白质、脂肪、电解质和营养物质的流失而危及生命[2]。

胸导管栓塞术是一种成熟的乳糜胸治疗方法。在观察胸导管并确定泄漏部位后，在透视下将微丝插入导管中[4]。

· 向导管内注射碘油以确定外渗点。

· 最后，注入钢圈和胶水对泄漏进行机械封堵[7]。

四、　乳糜性腹腔积液

乳糜性腹腔积液是一种罕见的并发症，通常由腹部或盆腔手术引起的淋巴管损伤导致。其他原因包括恶性肿瘤、肝硬化、感染和影响淋巴系统的炎症条件[1]。

当腹腔积液非手术治疗无效时，会采用介入放射学的方法。

· 确定渗漏点。在某些情况下，通过结内淋巴管造影很难观察到渗漏的位置，因此需要使用动态对比增强磁共振淋巴管造影[1]。

· 当淋巴管造影术本身不具有治疗作用时，可采用淋巴管栓塞术。

· 栓塞剂可以注入距离渗漏最近的淋巴结，也可以直接注入渗漏的淋巴管本身。如果将栓塞剂注入最近的淋巴结，则使用碘化油和 NBCA 胶的混合物。如果直接针对渗漏部位，则使用钢圈和 NBCA 胶[1]。

五、　淋巴囊肿

淋巴囊肿是淋巴液的集合，周围有纤维壁，通常是盆腔或腹膜后手术淋巴清扫的并发症[2]。淋巴囊肿通常是无症状的，但在某些情况下可能会引起感染或压迫其他结构。

淋巴囊肿通过经皮导管引流比较容易，但通常在引流后会再次扩张[2]。

· 经皮引流后可将硬化剂注入淋巴囊肿的腔内，乙醇和聚维酮碘是常用的硬化剂[9]。

· 如果淋巴囊肿对这种治疗无效，则使用栓塞术，尤其大淋巴囊肿更容易出现硬化剂的稀释，可能需要对供血血管进行栓塞[9]。

· 术后几天内须监测引流情况[9]。

参考文献
扫码查看

第21章

介入放射学的结构化报告

Ruqqiyah Rana 和 Ibrahim Mohammad Nadeem　编

段峰，谭文乐　译

一、标题与分类

结构化报告是指记录医疗信息的一种标准化方法。事实上，有各种各样的报告方法可以被描述为“结构化”。从本质上讲，此类报告应包括检查类型、临床病史、适应证、比较、应用技术、检查发现和临床影像[1]。虽然大多数非结构化的介入放射学报告都包含了这些元素，但它们通常以叙述性散文的方式进行描述，在篇幅、标题、流程和细节水平上各不相同，因此有价值的数据往往会因为缺乏一致性而丢失[2]。

更高级的结构化报告可能在“检查发现”这一大标题下分出子标题，具体器官可以被分类描述，并对相关的解剖系统、全面地描述[2]。诸如此类的报告，具有多层数据输入，最好借助报告模板来编制，如SIR提供的报告模板[3]。

二、数据输入

结构化报告模板是特定于所报告的过程的，其中包含了各种输入数据的方法。常见的方法可以包括从下拉列表中选择和在预先写好的标题下输入自由文本，这两种方法都可以由用户手动更新，以增加其特异性[4]。通过SIR获得的结构化模板可以与任何语音识别软件一起使用，并且可以使用xml或RTF文件格式创建[4]。目前有31个特定术式的结构化报告模板，每年更新一次，以补充现行的指南[4]。

三、优点

结构化报告仍然是高效报告的基石，既能改善患者预后，又能使需要质量改进和性能测量的临床数据更容易获取。重要的是，结构化报告在放射科医师和临床医师中的广泛使用，不仅提高了沟通性，也减少了诊断错误。此外，由于可以创建和访问疾病特定干预措施的模板，因此各特定结构化报告之间的可译性和一致性有所增加。纳入具体的标准化标题，并要求在每个标题下进行报告，可以使医疗记录更加全面和完整，同时也便于医师查阅。最后，系统的结构化报告的持续使用提高了质量改进研究和以研究为目的的数据提取的效率[1, 4]。

四、缺点

尽管结构化报告在临床和研究环境中都有益处和充分证据证明的优势，但在国际上的实施仍然是一个挑战。鉴于最初的时间需求和资源强度的增加，这种报告方法并不受所有放射科医师欢迎。起初需要学习填充模板，而不是散文式的叙述，这也削弱了结构化报告的吸引力，最初可能会感觉到生产力和效率的下降。此外，采用带有预设标题的模板可能会减少与自然报告风格相关的流程，并降低对各种报告元素的理解和认识[2]。

参考文献

扫码查看

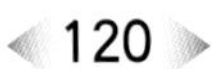

第22章

介入放射学的前沿科技

Ruqqiyah Rana 和 Eva Liu 编
李羽南，苏时钦，赵剑波 译

介入放射学中的前沿科技[1]

在第 1 ~ 6 章中，我们简要介绍了介入放射学常用的设备和工具，其中详细阐述了介入放射学这个快速发展领域的技术现状。对当前应用的技术，本章不做阐述，相关内容可参考第 1 ~ 6 章。本章主要阐述介入放射学的前沿科技，具体包括复杂变化的成像技术、自动化程序和机器人技术、程序化技术（基于上述既定的技术和准则）及人工智能的最新进展[1]。

（一）成像技术

当前成像技术领域的前沿进展主要集中在减轻辐射暴露所带来的损伤，以及通过二维成像的方式实现三维解剖结构的可视化[1-2]。荷兰乌得勒支医学中心进行的试验发现，光纤实景导航（fiber optic real shape，FORS）可以减少一般成像技术中重复插管和放射照射的次数[2]。此外，使用光传感技术的导管可以描绘出三维的解剖结构，并显示在大屏幕上，该技术正逐步取代 X 线成像。虽然该技术现阶段仅用于指引血管内插管（尤其是迂曲的腹部动脉瘤），但将来有望广泛应用于其他组织结构[2]。

（二）栓塞术

在成像技术之外，介入放射学在其他领域的技术与应用也有巨大的进步。例如，栓塞术已经用于改善肌腱病变、粘连性关节囊炎和退行性关节疾病等慢性肌肉骨骼疼痛患者的功能或减轻其症状[3-8]。尽管手术的基础原理并不复杂，即通过栓塞技术减少生成炎性血管和损毁支配疼痛的神经，但具体实施却相当复杂，涉及药理学和标准化的栓塞微球[3-8]。

（三）增强现实和人工智能

在 *Future Trends and Technologies in Interventional Radiology*：*What to Expect* 一文中，Makary 和 Cerne[1] 举例说明了常见介入手术中能够被提升的场景，以探索虚拟现实（virtual reality，VR）和增强现实（augmented reality，AR）在介入放射学中应用的可能性。该技术令人关注的一项应用为可将患者的生命体征信息叠加在关键干预中获得的 X 线片上，使操作者仅通过单一的视野平面就可获取患者的所有相关信息。此外，增强现实可以使穿刺针与进针路径在超声下实现同步成像，甚至能够通过三维全息投影技术看到之前术中看不到的结构[1]。

（四）虚拟现实和培训

VR 能够模拟操作环境，实现低风险的实际操作练习，已经应用于介入放射学的培训中[9]。在血管介入方面，VR 可用于识别血管解剖结构和操作放射影像，特别适合用来提高导管置入术、血管成形术、支架置入术及血管造影术等手术技能[9]。以往初学者在使用穿刺针、导丝和导管等基本的介入放射学器材时，会因为需要同时操作器材和成像设备而感到困难，VR 的应用能够很好地解决该问题，VR 通过相关技术实现了完全的可视化，使得学习者能够专注于手术操作，而不需要手动操作成像设备[9]。

（五）虚拟现实的实践

除了帮助初学者外，VR 在临床实践中也能够为经验丰富的介入医师所用[10]。简而言之，VR 可以模拟真实的患者情况，创建出一个逼真、准确的解剖场景，用于复杂手术的预先规划，并绘制相关的解剖结构和标志[10]。VR 还能够提高手 – 眼的协调性，是在大型手术操作中训练关键的步骤。

参考文献

扫码查看